Ratgeber Kopfschmerz

Ratgeber zur Reihe Fortschritte der Psychotherapie
Band 9

Ratgeber Kopfschmerz

von Prof. Dr. Claus Bischoff und Prof. Dr. Harald C. Traue

Ratgeber Kopfschmerz

Informationen für Betroffene und Angehörige

von Claus Bischoff
und Harald C. Traue

HOGREFE
GÖTTINGEN · BERN · WIEN
TORONTO · SEATTLE · OXFORD · PRAG

Prof. Dr. Claus Bischoff ist seit 1988 Leitender Psychologe an der Psychosomatischen Fachklinik Bad Dürkheim und seit 2003, im Rahmen einer Kooperation der beiden Häuser, Psychologischer Leiter der Schmerztagesklinik des Diakonissen-Stiftungskrankenhauses in Speyer.

Prof. Dr. Harald C. Traue ist seit 2003 Leiter der Sektion Gesundheitspsychologie an der Medizinischen Fakultät der Universität Ulm.

Bibliografische Information Der Deutschen Bibliothek

Die Deutsche Bibliothek verzeichnet diese Publikation in der Deutschen Nationalbibliografie; detaillierte bibliografische Daten sind im Internet über http://dnb.ddb.de abrufbar.

Göttingen · Bern · Wien · Toronto · Seattle · Oxford · Prag
Rohnsweg 25, 37085 Göttingen

http://www.hogrefe.de
Aktuelle Informationen · Weitere Titel zum Thema · Ergänzende Materialien

---

Umschlagabbildung: © Getty Images, München
Satz: Grafik-Design Fischer, 99423 Weimar
Gesamtherstellung: AZ Druck und Datentechnik GmbH, 87437 Kempten
Printed in Germany
Auf säurefreiem Papier gedruckt

ISBN 3-8017-1958-8

Inhaltsverzeichnis

Vorwort

Kopfschmerzen sind eine alltägliche Erfahrung vieler Menschen und meist kein Grund zur Sorge. Gelegentliche Kopfschmerzen werden auch von den meisten Menschen klaglos ertragen. Jedoch hat etwa jeder Zehnte Migräne und jeder Dritte Spannungskopfschmerzen, die nicht einfach aufhören, sondern immer wiederkehren. Frauen haben mehr damit zu kämpfen als Männer. Solche Kopfschmerzen sind keine Bagatelle. Als Betroffener wissen Sie von den Qualen und Beeinträchtigungen durch dieses Leiden. Zum Problem werden Kopfschmerzen, wenn sie Symptom einer anderen Grunderkrankung sind, wenn sie chronisch werden oder wenn sie durch Medikamente entstehen, die man gegen Kopfschmerz einnimmt. Im ersten Kapitel dieses Ratgebers beschreiben wir Kopfschmerzen möglichst genau, damit Sie selber erkennen können, unter welchen Kopfschmerzen Sie leiden – was allerdings nicht den Gang zum Arzt ersetzen sollte, wenn Sie bisher die Kopfschmerzen noch nicht haben abklären lassen.

In Deutschland und weltweit forschen zahlreiche Ärzte und Psychologen an Kopfschmerzen. Längst nicht alle Fragen sind geklärt, aber es gibt verlässliches Wissen über Hintergründe der verschiedenen Kopfschmerzen, die erklären, wie Umwelt- und vor allem seelische Faktoren Kopfschmerzen beeinflussen. Nicht alles, was Sie in diesem Ratgeber lesen, wird Ihnen sofort einleuchten. Viele Menschen mit Kopfschmerzen hören nicht gern, auf welche Weise ihr psychisches Befinden, ihr Lebensstil und ihr Verhalten im Alltag mit den Schmerzen zusammenhängen können. Für eine erfolgreiche Behandlung ist es unseres Erachtens aber wichtig, dass Sie als Betroffene/r möglichst viel über Ihre Krankheit wissen – auch über seelische Faktoren. Nur so können Sie mit Ihrem Therapeuten gemeinsam an der Behandlung arbeiten.

Schließlich werden wir Sie mit medikamentösen und psychologischen Behandlungsmöglichkeiten vertraut machen. Dies ist für Sie nützlich, wenn Sie mit einem Psychotherapeuten Ihre individuelle Behandlung planen oder nach einem Gespräch noch einmal die verschiedenen therapeutischen Schritte nachvollziehen wollen. Auch dem Therapeuten ist sehr geholfen, wenn Sie selber schon Bescheid wissen, weil ihm nicht immer ausreichend Zeit bleibt, Ihnen alle eigentlich notwendigen Informationen mündlich zu geben. Wenn Sie sich noch genauer informieren wollen, können Sie die Adressen von Fachgesellschaften und Web-Adressen zum Thema Kopfschmerz, die im Anhang des Ratgebers aufgeführt sind, nutzen.

Dieser Ratgeber wurde Ihnen entweder von Ihrem Psychotherapeuten empfohlen, bei dem Sie sich wegen Ihrer Kopfschmerzen bereits in Behandlung begeben haben, oder Sie sind auf anderem Wege auf ihn gestoßen, weil Ihre Kopfschmerzen zum Problem geworden sind. In diesem Fall soll der Ratgeber Sie dazu anregen, sich mit Ihren Kopfschmerzen einem in Schmerztherapie geschulten Psychotherapeuten anzuvertrauen. Wenn dann eine Behandlung nicht nötig ist, umso besser.

Welche Behandlung Sie auch immer wählen, es kommt ganz entscheidend auf Ihre aktive Mitarbeit bei der Bewältigung der Schmerzen und ihrer Auslöser an. Wir möchten Ihnen für den aktiven Weg aus dem Kopfschmerzleiden Mut machen und alles Gute wünschen.

Wir möchten uns herzlich bei den Patientinnen und Patienten der Psychosomatischen Fachklinik Bad Dürkheim bedanken, die nach Lektüre einer Vorform mit vielen wertvollen Hinweisen zur besseren Verständlichkeit des Ratgebers beigetragen haben. Bei der Fahnenkorrektur hat uns Frau Dr. Lucia Jerg-Bretzke tatkräftig unterstützt. Auch ihr gilt unser Dank!

Bad Dürkheim und Ulm, Frühjahr 2005 *C. Bischoff und H. C. Traue*

1 Kopfschmerz – was ist das?

1.1 Wie äußern sich Kopfschmerzen?

Insbesondere Kopfschmerzen, die neu auftreten oder noch nicht lange bestehen, sind für den Betroffenen meist beunruhigend. Da kommen rasch Gedanken auf, in Kopf oder Gehirn könnte etwas nicht in Ordnung sein, eine ernste, gar lebensbedrohliche Krankheit könnte vorliegen, zum Beispiel ein Tumor oder ein geplatztes Kopfgefäß. Auch ziehen viele Patienten aus der Tatsache, dass der Schmerz im Kopf so „körperlich" zu erleben ist, den nahe liegenden Schluss, da müsse doch etwas defekt sein, und sie gehen aus diesem Grund von Arzt zu Arzt, damit endlich die „wirkliche" Ursache gefunden werde.

Nun gibt es tatsächlich Kopfschmerzen, die auf eine organische Grunderkrankung hinweisen. Sie sind *Symptom* einer organischen Grunderkrankung, weshalb sie *symptomatische* Kopfschmerzen heißen. Aus demselben Grund heißen sie auch *sekundäre Kopfschmerzen*, eben weil sie *Folge* einer Grunderkrankung sind (von lateinisch „secundus" = der Folgende). Allerdings machen sekundäre Kopfschmerzen nur etwa 5 Prozent aller Kopfschmerzen aus. Ca. 95 % der Kopfschmerzen sind eigenständige Störungen, d. h. sie bestehen in Kopfschmerzen – möglicherweise sehr starken Kopfschmerzen mit massiven Begleiterscheinungen –, weisen aber nicht auf eine andere Erkrankung hin. Deshalb heißen sie *primäre* (oder *nicht-symptomatische) Kopfschmerzen.*

Merke

Sekundäre Kopfschmerzen:	Kopfschmerzen sind Symptom einer organischen Grunderkrankung.
Primäre Kopfschmerzen:	Kopfschmerzen sind eine eigenständige Erkrankung.

Beispiele für *sekundäre* Kopfschmerzen sind:

- Kopfschmerzen, die mit Gefäßerkrankungen einhergehen,
- Kopfschmerzen, die mit Störungen des Nackens, der Augen, der Stirn- oder Nasennebenhöhlen oder der Zähne verknüpft sind (z. B. *„zervikogene Kopfschmerzen"*),
- Kopfschmerzen nach Schädel-Hirn-Trauma (*„posttraumatische Kopfschmerzen"*),
- Kopfschmerzen, die mit Substanzen oder ihrem Entzug verknüpft sind (z. B. *„Kopfschmerzen durch Medikamentenübergebrauch"*),
- Kopfschmerzen bei Hirntumoren,
- Kopfschmerzen bei Infektionskrankheiten,
- Kopfschmerzen, die auf psychische Störungen zurückzuführen sind (z. B. *„Kopfschmerz im Rahmen einer Depression"*).

Die wichtigsten *primären* Kopfschmerzformen sind:

- Migräne,
- Kopfschmerz vom Spannungstyp („Spannungskopfschmerz"),
- Clusterkopfschmerz.

Migräne und Kopfschmerz vom Spannungstyp (abgekürzt: KST), auch Spannungskopfschmerz genannt, machen ca. 92 % *aller* Kopfschmerzen aus. Migräne ist seltener als KST: 38 % aller Kopfschmerzen sind Migränekopfschmerzen, 54 % Kopfschmerzen vom Spannungstyp. Der Begriff der Migräne ist allerdings der bekanntere. Außerdem gehen Menschen mit Migräne wegen deren größerer Schmerzstärke häufiger zum Arzt als Menschen mit KST.

Merke

Zwei primäre Kopfschmerzformen – Migräne und Kopfschmerz vom Spannungstyp – machen den Hauptteil aller Kopfschmerzen aus. Daneben gibt es sehr viele (ca. 160) weitere, meist sekundäre Kopfschmerzformen, die demgegenüber sehr selten auftreten.

Gut und schön, werden Sie sagen, auch wenn sekundäre Kopfschmerzen nur gelegentlich vorkommen, teilweise zumindest sind sie so gefährlich, dass man sie in jedem Fall ausschließen muss. Im Prinzip haben Sie Recht – aber es gilt zu unterscheiden!

Ein einfacher Rat: Wenn bei Ihnen Kopfschmerzen zum ersten Mal auftreten oder Sie diese Form von Kopfschmerzen noch nie gehabt haben und wenn gar die Kopfschmerzen stärker und stärker werden oder ungewöhnliche körperliche Beschwerden dazukommen (s. Kasten 1), *könnte* eine körperliche Erkrankung vorliegen, zu der Kopfschmerz als Symptom gehört. In diesem Fall sollten Sie zum Arzt gehen und sich untersuchen lassen – bei Vorliegen von einem oder mehreren der ersten acht Symptome möglichst umgehend. Manche Patienten erwarten, dass der Arzt sie dann zu einer intensiven Apparate-Diagnostik mit EEG, CT, MRT usw. schickt. Das muss aber keineswegs so sein, denn viele Kopfschmerzformen – darunter Migräne und Kopfschmerz vom Spannungstyp – lassen sich anhand der Symptome und der klinischen Untersuchung/Anamnese eindeutig diagnostizieren. Wenn Ihre Kopfschmerzen seit vielen Jahren in nahezu gleicher Weise immer wieder auftreten, können Sie davon ausgehen, dass es sich um eine primäre Kopfschmerzform handelt, die auch richtig diagnostiziert gehört, danach aber nicht Anlass zu weiteren organmedizinischen Untersuchungen geben muss.

Kasten 1: Warnhinweise für sekundäre Kopfschmerzen

1. Erstmaliges und/oder schlagartiges Auftreten von Kopfschmerzen
2. Außergewöhnlich starke Kopfschmerzintensität
3. Fieber
4. „Steifer Nacken“
5. Bewusstseinsstörungen
6. Sprachstörungen
7. Epileptische Anfälle
8. Lähmungen
9. Kontinuierlich zunehmende Gangstörungen
10. Muskelbeschwerden
11. Gelenkbeschwerden
12. Kontinuierlich zunehmende Müdigkeit
13. Kontinuierlich zunehmende Kopfschmerzintensität
14. Kontinuierlich zunehmende Konzentrationsstörungen

Wir befassen uns in diesem Ratgeber hauptsächlich mit den primären Kopfschmerzformen „Migräne“ und „Kopfschmerz vom Spannungstyp“ und mit den sekundären Kopfschmerzformen „Kopfschmerz durch Medikamentenübergebrauch“ und „Kopfschmerzen, die auf psychische Störungen zurückzuführen sind“. Zur besseren Unterscheidung und Einordnung gehen wir auch kurz auf Clusterkopfschmerz, posttraumatischen Kopfschmerz und den so genannten zervikogenen Kopfschmerz ein.

1.1.1 Migräne

Migräne[1] gilt heute als eine vorübergehende Funktionsstörung des Gehirns und insofern als eine neurologische Erkrankung. Sie besteht in meist starken bis sehr starken, wiederkehrenden Schmerzattacken, die in der Regel von Störungen des vegetativen Nervensystems (Übelkeit, Erbrechen, Licht- und Lärmempfindlichkeit) begleitet sind. Den Schmerzattacken können auch verschiedene neurologische Symptome vorausgehen – so genannte Aurasymptome. Dem gemäß unterscheiden die Experten die Migräne ohne Aura von der Migräne mit Aura. In Tabelle 1 finden Sie die Merkmale der Migräne ohne Aura zusammengestellt. Wenn Sie wollen, können Sie ankreuzen, ob Ihre Kopfschmerzen diese Merkmale aufweisen. Gehen Sie Zeile für Zeile vor und nehmen Sie zum Antworten entweder Antwortspalte 1 oder Antwortspalte 2, je nachdem, wo sie „ja“ oder „nein“ ankreuzen können.

Kopfschmerzen lassen sich oftmals nicht in das Prokrustesbett legen, das die versammelten Kopfschmerzexperten ihnen anbieten. Die Fachleute erlauben allerdings, von einer „wahrscheinlichen Migräne ohne Aura“ zu sprechen, wenn nur zwei der drei Kriterien voll erfüllt sind.

Sekundäre Kopfschmerzen müssen durch die ärztliche Untersuchung ausgeschlossen sein. Außerdem muss ein Mensch mindestens fünf Schmerzattacken der beschriebenen Art erlitten haben, ehe sie als Migräne ohne Aura diagnostiziert werden dürfen.

---

1 Bei der Herkunft der Bezeichnung „Migräne“ sind sich die Fachleute uneins. Die einen leiten sie von „Hemikrania“ ab, was so viel wie „Halbschädel“(-Weh) bedeuten würde, andere vom lateinischen „migrare“, d. h. „wandern“, wodurch die allmähliche Ausbreitung der Symptome gemeint sein soll.

Tabelle 1: Merkmale der Migräne ohne Aura

	Antwortspalte 1 trifft zu		**Antwortspalte 2 trifft zu**	
Dauer der Kopfschmerzattacken				
Die Kopfschmerzattacken dauern, wenn sie gar nicht oder ohne Erfolg behandelt werden, 4 bis 72 h			☐ ja	☐ nein
Kopfschmerzcharakteristika				
1. einseitige Lokalisation	☐ ja	☐ nein		
2. pulsierender Charakter	☐ ja	☐ nein		
3. mittlere oder starke Schmerzintensität	☐ ja	☐ nein		
4. Verstärkung bei körperlicher Routineaktivität (z. B. Gehen oder Treppensteigen) oder diese führt zu deren Vermeidung	☐ ja	☐ nein		
Mindestens *zwei* der *vier* genannten *Kopfschmerzcharakteristika* liegen vor			☐ ja	☐ nein
Begleitsymptome				
1. Übelkeit und/oder Erbrechen	☐ ja	☐ nein		
2. Licht- und Lärmempfindlichkeit	☐ ja	☐ nein		
Mindestens *eines* der *zwei* genannten *Begleitsymptome* liegt vor			☐ ja	☐ nein
Alle drei Kriterien in Antwortspalte 2 sind erfüllt			☐ ja	☐ nein

Aura heißen im Zusammenhang mit Kopfschmerzen neurologische Symptome, die sich in einem Zeitraum von 5 bis 20 Minuten im Gehirn entwickeln, gewöhnlich weniger als eine Stunde dauern und sich vollständig zurückbilden. Aurasymptome können das Sehen betreffen (flackernde Lichter, Punkte, Linien, Zacken, Sehfeldausfälle oder Sehverlust) oder das Körperempfinden (Missempfindungen in Form von Kribbeln, Taubheitsgefühl), manchmal bestehen sie aber auch in erschwertem Sprechen oder Sprachverständnis oder in Lähmungserscheinungen (der Augenmuskeln oder gar einer Körperhälfte).

Migräne mit Aura wird diagnostiziert, wenn Aurasymptome im Zusammenhang mit Kopfschmerz auftreten. Die wichtigste und häufigste Form der Migräne mit Aura ist die *Typische Aura mit Migränekopfschmerz*. Eine typische Aura besteht mindestens in einem der genannten neurologischen Symptome, die das Sehen oder das Körperempfinden oder das Sprechen betreffen. Vielleicht überraschend: Zur Migräne mit Aura wird auch die *Typische Aura ohne Kopfschmerz* gerechnet. Bei Patienten mit dieser Störung ist die Aura eben „migränetypisch" und neurologisch nicht anders zu erklären. Außerdem leiden Patienten, bei denen sie auftritt, meist auch noch an einer typischen Aura *mit* Migränekopfschmerz.

Für das Selbstmanagement von Migräne ist von Bedeutung, dass sich drohende Attacken oft schon ein bis zwei Tage zuvor *ankündigen,* zum Beispiel durch

- Niedergeschlagenheit, Müdigkeit
- Stimmungshoch, Rastlosigkeit
- Reizbarkeit
- Schwitzen, Frieren, Heißhunger (z. B. auf Süßigkeiten), Gähnen.

Sich als Betroffener für solche ankündigenden Symptome zu sensibilisieren ist insofern wichtig, als man bei deren Auftreten noch sein Verhalten ändern und dadurch möglicherweise die Attacke vermeiden kann. Sind hingegen die Aura oder das Schmerzgeschehen bereits im Gang, bleiben solche Verhaltensänderungen meist wirkungslos. Das Geschehen folgt dann weitgehend einer eigengesetzlich ablaufenden Kaskade physiologisch-biochemischer Vorgänge.

1.1.2 Kopfschmerz vom Spannungstyp

Kopfschmerz vom Spannungstyp gilt als weit weniger „spektakulär" als Migräne. Er ist auch meist nicht so stark wie diese. In der Regel ist *er* gemeint, wenn jemand sagt, er habe „Kopfweh". Wer unter Kopfschmerz vom Spannungstyp leidet, charakterisiert diesen oft als einen vom Nacken beidseitig aufsteigenden, leichten bis mäßig starken Schmerz bzw. ein Spannungs- und Druckgefühl, das den Kopf „wie ein Stahlband“ oder „wie ein Helm“ oder „wie ein Schraubstock“ einschnürt oder das „wie ein schweres Gewicht“ auf dem Kopf liegt. Als weitere Namen sind gebräuchlich: Spannungskopfschmerz, Stresskopfschmerz und Muskelkontraktionskopfschmerz. Auch beim Kopfschmerz vom Spannungstyp werden Unterformen unterschieden: *episodischer* und *chronischer Kopfschmerz vom Spannungstyp*. Diese Differenzierung leitet sich hauptsächlich aus der Häufigkeit der Kopfschmerzphasen ab. Wenn ein Patient weniger als 15 Tage im Monat Schmerzen hat, spricht man von episodischem, hat er an 15 Tagen im Monat oder noch häufiger Schmerzen, von chronischem Kopfschmerz vom Spannungstyp[2]. Ein weiterer Unterschied zwischen den beiden Kopfschmerzformen besteht hinsichtlich der vegetativen Begleitsymptomatik. Übelkeit und Erbrechen treten beim episodischen Kopfschmerz vom Spannungstyp gar nicht auf, beim chronischen kann leichte Übelkeit als Begleitsymptom vorliegen, nicht aber Erbrechen.

Auch bei der Diagnose Kopfschmerz vom Spannungstyp muss eine organische Verursachung ausgeschlossen sein. Außerdem wird die Diagnose erst dann vergeben, wenn der Betreffende mindestens zehn Mal solche Kopfschmerzen hatte. Die Kriterien des episodischen KST im Einzelnen zeigt Tabelle 2. Gerade bei Kopfschmerzen vom Spannungstyp gilt, dass im konkreten Fall oftmals nicht alle Kriterien erfüllt sind. Auch hier sieht die Kopfschmerzgesellschaft eine Kategorie „Wahrscheinlicher Kopfschmerz vom Spannungstyp“ vor, die vergeben werden soll, wenn alle außer einem der vier Hauptkriterien erfüllt sind, aber keine Migräne ohne Aura vorliegt.

Bei Kopfschmerz von *Spannungs*typ wird die Spannung oft stillschweigend als eine muskuläre Verspannung gedacht und angenommen, dass es eben diese Muskelverspannung ist, welche den Kopfschmerz bedingt. Wie wir sehen werden (siehe Kapitel 2), ist diese Annahme in dieser Einfachheit nicht richtig. So viel für jetzt: Beim Kopfschmerz vom Spannungstyp können Störungen der Muskulatur im Kopfbereich (der „perikranialen Muskulatur“) vorliegen oder nicht – und dies wird vom Arzt in der Diagnose festgehalten. Er überprüft dazu die Druckempfindlichkeit der Muskeln im Kopfbereich „von Hand“ oder mit einem speziellen Gerät, dem so genannten Druckalgometer.

---

2 Chronischer Kopfschmerz vom Spannungstyp kann auch als Dauerschmerz auftreten, der lediglich in seiner Stärke mehr oder weniger schwankt.

Tabelle 2: Merkmale episodischen Kopfschmerzes vom Spannungstyp

	Antwortspalte 1 trifft zu		Antwortspalte 2 trifft zu	
Dauer der Kopfschmerzepisoden				
Die Schmerzphasen dauern, wenn sie gar nicht oder ohne Erfolg behandelt werden, 30 Minuten bis 7 Tage.			☐ ja	☐ nein
Kopfschmerzcharakteristika				
1. beidseitige Lokalisation	☐ ja	☐ nein		
2. Qualität drückend oder beengend, nicht pulsierend	☐ ja	☐ nein		
3. leichte bis mittlere Intensität	☐ ja	☐ nein		
4. keine Verstärkung durch körperliche Routineaktivitäten wie Gehen oder Treppensteigen	☐ ja	☐ nein		
Mindestens *zwei* der *vier* genannten *Kopfschmerzcharakteristika* liegen vor			☐ ja	☐ nein
Begleitsymptome				
1. keine Übelkeit	☐ ja	☐ nein		
2. kein Erbrechen	☐ ja	☐ nein		
3. maximal eines der beiden folgenden Symptome: Licht- und Lärmempfindlichkeit	☐ ja	☐ nein		
Alle *drei* Bedingungen für Begleitsymptome sind erfüllt			☐ ja	☐ nein
Wenigstens 10 Kopfschmerzepisoden erfüllen die Bedingungen zu Dauer, Charakteristika und Begleitsymptomen der Kopfschmerzen			☐ ja	☐ nein
Alle vier Kriterien in Antwortspalte 2 sind erfüllt			☐ ja	☐ nein

1.1.3 Kopfschmerz bei Medikamentenübergebrauch

Wer lange Jahre unter Kopfschmerzen leidet, wird wahrscheinlich irgendwann auch versuchen, das Leiden durch Schmerzmittel (Analgetika) zu lindern. Regelmäßige Schmerzmitteleinnahme kann allerdings selbst zum Problem werden. Dies gilt insbesondere, wenn sich Patienten in der Apotheke selbst mit Schmerzmitteln versorgen und immer häufiger Medikamente einnehmen, weil diese immer weniger helfen, oder wenn sie sich nicht genau an die Verschreibungen halten. Schmerzmitteleinnahme kann ihrerseits Kopfschmerzen zur Folge haben[3]. Man geht heute davon aus, dass dies für *alle* Schmerzmittel gilt! Als besonders kritisch werden aus zwei oder mehr Wirkstoffen zusammengesetzte „Mischpräparate“ betrachtet, vor allem wenn die Psyche beeinflussende (psychotrope) Substanzen wie Tranquilizer oder Codein, die abhängig machen können, ein Bestandteil sind. Auch die neuen „Wunderwaffen“ gegen Migräne, die Triptane, können medikamentenbedingten Kopfschmerz erzeugen. Man kann behaupten: Je wirksamer ein Schmerzmittel, desto größer die Gefahr, dass bei regelmäßiger Einnahme ein Kopfschmerz entsteht, der den ursprünglichen überlagert oder verstärkt.

Die Deutsche Migräne- und Kopfschmerzgesellschaft empfiehlt deshalb zur Vermeidung eines medikamentenbedingten Kopfschmerzes, dass Kopfschmerzpatienten höchstens an 10 Tagen/Monat und an höchstens 3 Tagen hintereinander Kopfschmerz- und/oder Migränemittel einnehmen sollten.

Tabelle 3 listet die Charakteristika dieser Kopfschmerzform auf. Das letzte Merkmal ist insofern bemerkenswert, als ihm zu Folge von einem *Kopfschmerz bei Medikamentenübergebrauch* erst dann gesprochen werden kann, wenn sich die Kopfschmerzen nach Absetzen der Medikamente und Abklingen des Entzugskopfschmerzes bessern. Vor der Entzugsbehandlung darf man also streng genommen immer nur die Diagnose „Verdacht auf Kopfschmerzen bei Medikamenteneinnahme“ sprechen. Wenn Sie nicht

3 Kopfschmerz durch Medikamentenübergebrauch kann übrigens nur entstehen, wenn der mit den Schmerzmitteln bekämpfte Schmerz ein Kopfschmerz ist. Rückenschmerzpatienten entwickeln bei Medikamentenübergebrauch keinen Kopfschmerz!

Tabelle 3: Merkmale vom Kopfschmerzen durch Medikamentenübergebrauch

	Antwortspalte 1 trifft zu		Antwortspalte 2 trifft zu	
Häufigkeit der Medikamenteneinnahme				
Ein einfaches Analgetikum wird an mindestens 15 Tagen im Monat eingenommen.	☐ ja	☐ nein		
Ergotamine, Triptane, Schmerzmittelmischpräparate oder Opioide werden an mindestens 10 Tagen im Monat eingenommen.	☐ ja	☐ nein		
Eine der beiden Bedingungen ist erfüllt			☐ ja	☐ nein
Dauer der Medikamenteneinnahme				
Die Medikamente werden seit drei Monaten oder noch länger mit dieser Häufigkeit eingenommen.			☐ ja	☐ nein
Häufigkeit der Kopfschmerzen				
Der Kopfschmerz besteht an mindestens 15 Tagen im Monat			☐ ja	☐ nein
Entstehungszusammenhang der Kopfschmerzen				
Der Kopfschmerz hat sich während des Medikamentengebrauchs entwickelt oder verstärkt.			☐ ja	☐ nein
Reduktion der Kopfschmerzen beim Entzug der Medikamente				
Die Kopfschmerzen verschwinden innerhalb eines Monats nach Absetzen der Substanz bzw. kehren zu ihrer früheren Form zurück			☐ ja	☐ nein
Alle fünf Kriterien in Antwortspalte 2 sind erfüllt			☐ ja	☐ nein

wissen, in welche Kategorie das Medikament fällt, das Sie einnehmen, holen Sie sich beim Fachmann Rat.

Kopfschmerz bei Medikamentenübergebrauch kann sich ganz unterschiedlich ausgestalten: Er kann zum Beispiel als diffuser, im ganzen Kopf spürbarer Dauerkopfschmerz auftreten, der stark an Kopfschmerz vom Spannungstyp erinnert, und/oder er kann sich in einer Verstärkung des ursprünglichen Kopfschmerzleidens äußern, bei einem Migräniker also etwa in der Intensivierung der Stärke, Dauer und Häufigkeit von Migräneattacken. Welche Qualität der Schmerz annimmt, hängt im Wesentlichen ab von der Art der bekämpften Kopfschmerzen und der Art des „Kampfstoffs“, also des übermäßig eingenommenen Medikaments.

Kopfschmerz bei Medikamentenübergebrauch ist wohlgemerkt eine sekundäre Kopfschmerzform, denn sie ist Folge einer organischen Störung auf Grund der Substanzeinnahme bzw. ihres Entzugs. Gleichwohl ist sie auch im Zusammenhang mit Verhaltenstherapie/Psychotherapie von großer Bedeutung, weil die übermäßige Medikamenteneinnahme einen psychischen Hintergrund haben kann (s. Teufelskreismodell in Kapitel 2, S. 34).

1.1.4 Kopfschmerzen im Rahmen psychischer Störungen

Bei den meisten Menschen verstärken sich körperliche Beschwerden, wenn sie sich seelisch belastet fühlen. Dies gilt auch für Kopfschmerzen. Es gibt aber darüber hinaus Patienten, bei denen der Kopfschmerz von vornherein eines von mehreren Symptomen einer psychischen Störung ist. Diese Möglichkeit in Erwägung zu ziehen ist wichtig, denn die Behandlung muss sich in diesem Fall in erster Linie auf die psychische Störung selbst richten. Von Kopfschmerz im Rahmen einer psychischen Störung kann man dann sprechen, wenn er zeitlich gemeinsam mit den anderen Symptomen der Störung auftritt – und wieder verschwindet. Dies ist bei verschiedenen psychischen Störungen beobachtet worden: bei depressiven und bei Angststörungen, bei Belastungsstörungen nach schwerer seelischer Traumatisierung (z. B. Gewalterfahrungen), bei Geisteskrankheiten (Psychosen) und bei der so genannten Somatisierungsstörung – das ist eine Störung, bei welcher die Patienten unter einer Vielzahl, teils wechselnder körperlicher Beschwerden leiden, unter anderem eben unter Kopfschmerzen, ohne dass eine organische Ursache dingfest gemacht werden könnte. Die Gefahr, dass Patient oder Arzt die Kopfschmerzen als eigenständige Beschwerde behandeln wollen, ohne die dahinter stehende psychische Störung zu erkennen, ist abhängig davon, wie stark sich die Kopfschmerzen in den Vordergrund drängen und ob der Patient überhaupt für möglich hält und akzeptiert, eine psychische Störung zu haben. Kopfschmerz kann zum Beispiel bei einer depressiven Episode als Leitsymptom auftreten. Die Patienten schildern dann einen quälenden Kopfdruck, der das Denken und die Konzentration hemmt, wenn nicht unmöglich macht, und der sie sehr beunruhigt, weil sie eine Erkrankung des Gehirns für die sichere Ursache halten. Depressive Gefühle, sofern sie diese spüren, interpretieren sie dann eher als Folge des unerträglichen körperlichen Zustandes und nicht als Teil ein und derselben Erkrankung.

Merke

Kopfschmerzen können im Rahmen von psychischen Störungen auftreten oder stärker werden, z. B. bei

- Depression
- Angststörungen
- Störungen durch seelische Traumatisierungen
- Psychosen
- Somatisierungsstörungen.

1.1.5 Clusterkopfschmerz

Clusterkopfschmerz ist die dritte, allerdings deutlich seltenere, primäre Kopfschmerzform – und von der Schmerzcharakteristik nahezu unverwechselbar. Er ist ein rasch einsetzender, überwiegend seitenkonstanter, höchst intensiver Schmerz. Er tritt in einem bestimmten Zeitraum von Wochen bis Monaten oft täglich *wie nach Fahrplan* zu einer bestimmten Zeit (cluster) in Attacken von 15 Minuten bis 3 Stunden Dauer auf, kann dann aber wieder für Wochen bis Monate völlig verschwinden. Hauptschmerzort ist die Augenhöhle – die Patienten berichten von Schmerzen, als würde man ihnen mit einem Messer ins Auge stechen. Typisch ist mindestens eines der folgenden Begleitsymptome auf der vom Schmerz betroffenen Kopfseite: gerötetes Auge, Tränenfluss, heftiges Nasenlaufen, vermehrtes

Schwitzen auf der Stirn, Zurücksinken des Augapfels, schmale Lidspalte und Verengung der Pupille. In Einzelfällen haben die Patienten auch Migränesymptome: Übelkeit und Erbrechen, Licht- und Lärmempfindlichkeit.

1.1.6 Posttraumatischer Kopfschmerz

Gewalteinwirkungen (Traumata) am Kopf – z. B. bei einem Unfall – können Kopfschmerzen zur Folge haben. Sie treten nicht immer gleich nach dem Unfall auf, aber spätestens 7 Tage danach oder – bei Traumata mit nachfolgender Bewusstlosigkeit – 7 Tage nach Ende der Bewusstlosigkeit. Meist klingen sie nach einigen Wochen ab. Zum Problem wird ein solcher Kopfschmerz nach aller Erfahrung, wenn er auch zwölf Wochen nach dem Trauma fortbesteht. Dann nämlich besteht die Gefahr der Chronifizierung. Von seinem Erscheinungsbild her ist der posttraumatische Kopfschmerz höchst vielgestaltig. In der Regel ähnelt er einem Kopfschmerz vom Spannungstyp. Er tritt oft im Verbund mit anderen Symptomen auf – Schwindel, Schlafstörungen, Gedächtnisverlust, rasche Erschöpftheit, Depression –, die zusammen genommen zu einem allgemeinen Leistungsabfall oder Leistungsknick führen. Kopftraumata haben neben der körperlichen oft auch eine seelische Seite, sie können eine psychische Traumatisierung bewirken, im Extremfall eine so genannte posttraumatische Belastungsstörung mit Albträumen, unkontrollierbar sich aufdrängenden Bildern vom traumatisierenden Geschehen usw. Es ist in diesem Fall kaum noch auseinander zu halten, ob der Patient unter einem posttraumatischen Kopfschmerz oder unter Kopfschmerz im Rahmen der psychischen Störung (der posttraumatischen Belastungsstörung) – oder unter beidem leidet.

Aus den geschilderten Gründen ist es mitunter sinnvoll, dass auch der Verhaltenstherapeut in die Diagnostik und Therapie von Kopfschmerzen nach Schädel-/Hirntrauma einbezogen wird.

1.1.7 Zervikogener Kopfschmerz

Manch ein Patient hält krankhafte Veränderungen der Halswirbelsäule für die Ursache seiner Kopfschmerzen. Die Diagnose „zervikogener Kopfschmerz“ (= durch die Halswirbelsäule bedingter Kopfschmerz) wird jedenfalls oft vergeben und erfreut sich auch einer gewissen Beliebtheit – wahrscheinlich weil die Bezeichnung suggeriert, dass eine handfeste organische Ursache für das Leiden gefunden sei. Gemeint ist damit nach der Definition der Internationalen Kopfschmerzgesellschaft ein Kopfschmerz, welcher vom Patienten als im Bereich der Halswirbelsäule beginnend und in einen oder mehrere Bereiche des Kopfes oder des Gesichts ausstrahlend beschrieben wird und der auf einer Störung oder Schädigung der Halswirbelsäule oder der Halsweichteile beruht. Diese Störung muss als Schmerzursache allgemein anerkannt und mit klinischen, laborchemischen oder bildgebenden Verfahren nachgewiesen sein. Gemessen an diesen scharfen Kriterien wird zervikogener Kopfschmerz in der Praxis zu häufig diagnostiziert. Wahrscheinlich wird er bei Einseitigkeit oft mit Migräne bzw. bei Lokalisierung im Hinterkopf mit Kopfschmerz vom Spannungstyp verwechselt.

1.2 Wer hat Kopfschmerzen?

Interessanterweise wissen wir von einer ganzen Reihe von Prominenten, dass sie an Migräne litten oder leiden. Genannt werden etwa die Mystikerin Hildegard von Bingen, Wilhelm Busch, die Naturforscher Marie Curie und Charles Darwin, Königin Elisabeth II und der Vater der Psychoanalyse, Sigmund Freud. Auch in der Weltliteratur leiden die Helden oft an Migräne. Von herausragenden Menschen mit Kopfschmerzen vom Spannungstyp oder Spannungskopfschmerzen ist dagegen selten die Rede. Eher beiläufig wird in Romanen erwähnt, dass jemand gerade Kopfschmerzen hat oder Kopfschmerzen bekommt oder dass jemandem etwas Kopfschmerzen macht – und dann sind wohl Kopfschmerzen vom Spannungstyp gemeint. Auch Krankheiten haben bekanntlich ein „Image". Man möchte fast meinen, dass Migräne die gesellschaftlich höher wertige Kopfschmerzform ist.

Kopfschmerzen sind in der Bevölkerung weit verbreitet. Unter *episodischen Kopfschmerzen vom Spannungstyp* leidet mehr als ein Drittel der erwachsenen Bevölkerung. Von *chronischem Kopfschmerz vom Spannungstyp* geplagt sind etwa zwei bis drei Prozent. Für beide Formen des Kopfschmerzes vom Spannungstyp gilt: Frauen leiden darunter etwas häufiger als Männer, der Unterschied ist aber nicht sehr groß. Unter *Migräne* leiden weltweit – so schätzt man – ca. 10 % der Erwachsenen. Dabei sind 6 bis 8 % der Männer betroffen und 10 bis 12 % der Frauen. Migräneattacken dauern bei Frauen länger und sind stärker als bei Männern. Am häufigsten ist das Leiden in der Altersgruppe der 35- bis 45-Jährigen. Von den Migränepatienten leiden 70 bis 80 % unter Migräne ohne typische Aura, etwa 10 % an Typischer Aura mit Migränekopfschmerz und ca. 10 % an Clusterkopfschmerz und komplizierten Migräneformen (z. B. an familiärer hemiplegischer Migräne). Über die Häufigkeit von Kopfschmerzen bei Medikamentenübergebrauch gibt es keine genauen Zahlen. Allerdings liegen Erfahrungswerte vor, dass bei etwa 10 % der Patienten, die wegen ihrer Kopfschmerzen ein Zentrum für Kopfschmerztherapie konsultieren, das Leiden durch Schmerzmittel verursacht ist.

Kopfschmerz ist beileibe nicht ausschließlich ein Problem der Erwachsenen. Auch Kinder sind stark betroffen – in den vergangenen Jahrzehnten sogar auffällig häufiger als früher. Im Kleinkindalter treten so genannte Migränevorläufer in Form von Bauchweh, Übelkeit mit Erbrechen oder Schwindelattacken auf, die zum Teil in der Folgezeit in eine typische Migräne übergehen können. Im Vorschulalter klagen etwa 10 bis 20 % der Kinder über Kopfschmerzen. Bis zur Jugendzeit haben fast alle Kinder hin und wieder Kopfschmerzen erlebt. Bei 60 % der Kinder handelt es sich um Kopfschmerzen vom Spannungstyp, bei über 10 % um Migräneformen; etwa 30 % der kindlichen Kopfschmerzen sind nicht eindeutig zuzuordnen. Der Leidensdruck bei Mädchen steigt dabei schon vor der Pubertät deutlicher als bei Jungen an.

Nur 20 % der Kopfschmerzgeplagten gehen zum Arzt, die an Migräne Leidenden etwas häufiger als Menschen mit Kopfschmerz vom Spannungstyp – wahrscheinlich wegen der größeren Schmerzintensität der Attacken. Kopfschmerzen mindern die Lebensqualität, führen oft zu häuslichen Spannungen und auch immer wieder zu Arbeitsunfähigkeitszeiten, vor allem bei Patienten mit Migräne. Menschen mit Kopfschmerzen vom Spannungstyp versuchen sich oft irgendwie durchzuschleppen, auch wenn sie sich im Kopf nicht fit fühlen. Sehr stark beeinträchtigt in ihrer Leistungsfähigkeit fühlen sich Patienten mit chronischem Kopfschmerz vom Spannungstyp. Wenn sie einmal krankgeschrieben sind, so bleiben sie es im Durchschnitt auch lange.

1.3 Wie entwickeln sich Kopfschmerzen weiter?

Aus Kopfschmerzen wächst man nicht einfach raus. Wenn Migräne bereits in der Kindheit auftritt, ist sie für 60 % dieser Patienten auch im Erwachsenenalter ein Problem. Für Migräniker gibt es allerdings einen kleinen Trost, denn sie wird in der zweiten Lebenshälfte deutlich seltener, bei Frauen meist in zeitlichem Zusammenhang mit der Menopause. Hingegen scheint episodischer Kopfschmerz vom Spannungstyp weitgehend altersunabhängig zu sein, und chronischer Kopfschmerz vom Spannungstyp tritt mit dem Alter eher häufiger auf.

Wovon hängt es ab, ob Kopfschmerzen mit den Jahren vergehen oder bleiben? Psychische Störungen spielen dabei eine gewichtige Rolle: Wer neben den Kopfschmerzen auch ein seelisches Problem hat, eine Angststörung zum Beispiel oder eine depressive Störung, wird die Schmerzen nicht so leicht los wie ein seelisch nicht beeinträchtigter Mensch.

1.4 Wie wirken Kopfschmerzen auf andere?

> „Nach dem Mittagessen kriegte Frau Direktor Pogge Migräne. Migräne sind Kopfschmerzen, auch wenn man keine hat." (Erich Kästner, Pünktchen und Anton).

Manche mögen Migräne „schick" finden, gar für ein Standesattribut ansehen. Jedoch, es gibt auch, vor allem bei direkt Beteiligten, das schiere Unverständnis als Reaktion auf Kopfschmerzen. Wie bei vielen chronischen Erkrankungen werden auch bei Kopfschmerzen die Bezugspersonen in „Mit*leiden*schaft" gezogen: die Kinder, für die der Spielkamerad ausfällt, der Partner, der zusätzliche Verpflichtungen übernehmen muss und sich als Single auf Veranstaltungen sieht, die Kollegen, die einspringen und zusätzliche Arbeit erledigen. Für solche Folgen eines chronischen Schmerzleidens haben die Umstehenden zunächst Mitleid, mit der Zeit fühlen sie sich aber mit aller Wahrscheinlichkeit genervt und in ihrer Handlungsfreiheit beschnitten. Der Ärger kann schließlich darin gipfeln, dass die Bezugspersonen die Schmerzen nicht mehr ernst nehmen und dem „Kopfschmerzler" nicht mehr glauben, ihm sogar unterstellen, dass er sie als Vorwand benutzt, um sich zurückziehen zu können – und sich gar wie Erich Kästner in Pünktchen und Anton äußern.

Nun ist die Wahrheit eine Schlange. Der Schmerzgeplagte weiß, die Mitmenschen haben Unrecht – aber manchmal vielleicht auch nicht so ganz und gar ... Wenn wir im zweiten Kapitel über verhaltensmedizinische Modelle der Entstehung und Aufrechterhaltung von Kopfschmerzen sprechen, werden Sie verstehen, wieso!

2 Wie entsteht Kopfschmerz und warum geht er nicht von alleine weg?

Wenn Sie sich als Patient einen Überblick über die Ursachen von Kopfschmerzen verschaffen wollen, treffen Sie auf zahlreiche Bücher, Broschüren und Hinweise im Internet. Alle diese Informationen sind von Menschen geschrieben, die sich mehr oder weniger intensiv mit Kopfschmerzen befasst haben und ihre Sicht der Dinge vermitteln wollen. Nun sollten Sie wissen, dass weltweit und auch in Deutschland viele Wissenschaftler engagiert an der Erforschung von Kopfschmerzen arbeiten. Bei dieser wissenschaftlichen Arbeit sind viele Annahmen über Kopfschmerzen untersucht worden und manche Erkenntnisse gewonnen worden – endgültige Klarheit herrscht jedoch nicht. Wir werden im folgenden Kapitel erklären, auf welche Weise es – nach derzeitigem Kenntnisstand – zu Kopfschmerzen kommt, was dabei im Organismus vor sich geht und wieso Kopfschmerzen manchmal zu einem chronischen Leiden werden. Dabei sollen psychische Vorgänge ebenso beleuchtet werden wie körperliche (physiologische), denn erst das Zusammenwirken beider Einflüsse ergibt ein vollständiges Bild.

2.1 Psychologische Gemeinsamkeiten von Kopfschmerz

Bevor wir uns mit den häufigen Formen der Kopfschmerzen im Detail beschäftigen, sollen zunächst einige psychologische Gemeinsamkeiten beschrieben und im Hinblick auf ihre Auswirkungen erläutert werden. Auf welche Weise psychologische Einflüsse wirksam werden, soll an einem Patienten mit episodischen Kopfschmerzen vom Spannungstyp mit erhöhter Schmerzempfindlichkeit der Muskulatur an Kopf und Nacken erläutert werden:

Fallbeispiel Herr P.: Der Patient litt schon während der Jugendzeit hin und wieder unter Kopfschmerzen, in den letzten zwei Jahren plagen ihn die Schmerzen so stark und häufig, dass er von der Arbeit fern bleiben muss. Die Kopfschmerzen haben mit dieser Stärke und Häufigkeit in einer Zeit begonnen, als der Patient die Trennung von seiner Partnerin zu verkraften hatte. Nach längerer Partnerschaft war es zu häufigen

Konflikten gekommen, die schließlich zur Trennung führten. Auch jetzt hat der Patient den Eindruck, dass die Kopfschmerzen vermehrt auftreten, wenn er am Arbeitsplatz Auseinandersetzungen mit Kollegen oder Kolleginnen hat, von denen er sich nicht selten herabgesetzt fühle und gegen deren Hänseleien er sich nicht zu wehren wisse. Er würde sich in solchen Situationen vermehrt der Arbeit am Bildschirm zuwenden und manchmal ohne Pause mehrere Stunden seine Ruhe haben, aber nicht selten hinterlasse dann ein solcher Nachmittag starke Selbstzweifel und Niedergeschlagenheit, und dann würde er ganz in der Frühe aus unruhigem Schlaf aufwachen.

Auf Nachfragen erzählt der Patient, dass es ihm schwer falle, seinen Ärger zu zeigen, dass er dazu neige, sich dann in sein Schneckenhaus zurückzuziehen. Er spüre zwar den Impuls ärgerlich zu werden, sei dann aber doch nicht mutig genug. Das habe er schon als Kind oft so gemacht, wenn Vater und Mutter mit ihm schimpften oder ihnen die Hand ausgerutscht sei – womit er immer habe rechnen müssen. An diese Schläge an den Hinterkopf könne er sich noch gut erinnern. Außerdem habe er wenig Freunde unter seinen Schulkameraden gehabt.

Dass die Kopfschmerzen des Patienten, wenn auch seltener, schon in der Jugendzeit auftraten, ist typisch. Zu einer Verschlimmerung des Leidens kommt es während einer Krise. Die Fachleute sprechen hierbei von einem *kritischen Lebensereignis*, das mit einer erheblichen Belastung einhergeht. Einerseits bedeutet ein solches Ereignis vermehrt *Stress*, vor allem Stress in einer Beziehung. Der Patient berichtet aber auch von Stress im Arbeitsleben, vor allem im Umgang mit den Kollegen. Eine andere Beobachtung ist hier auch von Belang: Der Patient ist offenbar nicht gut in der Lage, seinen Gefühlen von Angst, Scham und Ärger Ausdruck zu verleihen. Er schluckt sie hinunter. Diese *emotionale Hemmung* hat mehrere Auswirkungen: Die Kollegen und vielleicht auch schon die Partnerin und noch früher die Eltern haben nicht sehen können, welche Gefühle sie beim Patienten ausgelöst haben. Sie hatten deshalb auch wenig Anlass, Rücksicht auf seine Gefühle zu nehmen. Auch die emotionale Hemmung mit ihren Auswirkungen bedingt also für den Patienten ständigen Stress.

Es gibt also im jetzigen Leben des Patienten mehrere Belastungen, welche die Kopfschmerzen verständlich werden lassen. Aber wie hat man sich das vorzustellen, dass Stress zu Kopfschmerzen führt – und nicht zu Magenbeschwerden oder hohem Blutdruck? Zwei Erklärungswege sind unter Fachleuten im Gespräch. Der eine geht von einer ererbten Neigung von Menschen aus, bei Belastungen welcher Art auch immer stets mit demselben Organsystem zu reagieren. Die einen Menschen reagieren auf alle Belastungen wie unser Patient mit Verspannungen im Nacken, die anderen mit Kontraktionen der Magenwand und wieder andere mit einer Verengung der Adern. Man spricht von einer *Diathese* (Veranlagung) zu *individualspezifischen Reaktionen*. Wenn nun ein Mensch ständig Belastungen ausgesetzt ist, wird nach dieser Theorie – dem *Diathese-Stress-Modell* – das jeweilige Organsystem übermäßig beansprucht und es kommt in ihm zu körperlichen Symptomen. Die zweite Erklärungsmöglichkeit besteht darin, dass der Organismus bei Stress genau solche körperlichen Symptome hervorbringt, die das „eigentliche", schon früher entstandene Problem körpersprachlich zum Ausdruck bringen. Der Patient hat früher in seinem Leben stark ängstigende Erlebnisse gehabt, die er nicht hinreichend verarbeiten konnte, sondern verdrängte, so dass der Angstaffekt in ein körperliches Symptom umgewandelt – konvertiert – wurde, dem man gewissermaßen das Problem noch von Ferne ansieht. Der beschriebene Mechanismus wird deshalb auch *Konversion* genannt. Bei unserem Patienten ist der Kopfschmerz nach diesem Erklärungsmuster ein ins Körperliche verwandelter Ausdruck der Schmerzen durch die strafenden Schläge der Eltern an seinen Hinterkopf. Spätere seelische Belastungen erwecken bei ihm stets aufs Neue den Stress durch die früheren Erfahrungen zum Leben.

Beide Erklärungsansätze sind plausibel. Gegenwärtig ist das Diathese-Stress-Modell aber wissenschaftlich besser gesichert – weshalb wir es bei der Erklärung von Migräne (vgl. Kapitel 2.2) und Kopfschmerz vom Spannungstyp (KST, vgl. Kapitel 2.3) auch bevorzugen.

Typisch für Kopfschmerzen vom Spannungstyp (KST) sind bei Herrn P. die Verhältnisse in Kindheit und Jugend. Auch andere Patienten mit KST geben häufiger als Migränepatienten und schmerzfreie Personen an, unter *ungünstigen Sozialisationsbedingungen in Elternhaus und Schule* aufgewachsen zu sein. Sie lebten in Haushalten mit geschiedenen Eltern und hatten weniger Freundschaften. Befragt man jugendliche Kopfschmerzpatienten, so berichten sie von größeren Schulproblemen. Sie sind länger mit den Hausaufgaben beschäftigt, können sich nicht richtig entspannen und fühlen sich nach der Schule erschöpfter als ihre schmerzfreien Schulkameraden.

In der neueren Psychologie des Kopfschmerzes misst man neben dem Stress und der *Stressbewältigung* vor allem *Lernvorgängen (Konditionierungen)* bei der Entstehung der Kopfschmerzen große Bedeutung bei. Bei einer ersten Form von Lernvorgängen geht es darum, wie Muskelverspannungen konditioniert werden. Wenn man unseren Beispielpatienten mit Kopfschmerzen vom Spannungstyp aus diesem Blickwinkel betrachtet, dann bedingte Stress im Elternhaus und in der Schule muskuläre Verspannungen, die bei einer Neigung zur Schmerzempfindlichkeit die anfänglich Kopfschmerzen verursachten. *Ständige* Muskelverspannungen (mit Schmerzen im Gefolge) hat der Patient in seiner Jugend möglicherweise dadurch erlernt, dass er seine Gefühle unterdrückte und dadurch zwar kurzfristig seinen Stress eindämmte, ihn aber auf lange Sicht nicht beseitigte. Als dann Jahre später der Trennungsstress begann, fanden sich die alten Schmerzen vermehrt ein – und da der Patient immer noch keine angemessene Stressbewältigung gelernt hatte, verfestigte sich das Schmerzleiden. Wenn der Patient manchmal Stunden am PC zubrachte, um seinen seelischen Aufruhr zu besänftigen, hat er gleichzeitig wiederum seinem Körper Verspannungen an Kopf und Nacken angewöhnt, die mittelfristig zu Schmerzen führen. An diesen Beispielen wird ein fundamentales Gesetz des Lernens deutlich: Kurzfristige Konsequenzen steuern das Verhalten stärker als mittel- und langfristige Konsequenzen – die kurzfristige Beruhigung oder Entlastung durch die Unterdrückung von Gefühlen oder das übermäßige Arbeiten am PC ist verhaltenswirksamer, als es die langfristigen negativen Folgen dieser Verhaltensweisen, nämlich die Schmerzen, sind.

In der Schmerzpsychologie spielt eine zweite Form des Lernens eine gewichtige Rolle. Man unterscheidet zwischen dem Schmerz im engeren Sinne, also den Schmerzinformationen aus den Rezeptoren der Organe (Muskeln, Gefäßen usw.) und den Nerven selbst, und dem *Schmerzverhalten.* Unter Schmerzverhalten versteht man das Verhalten, mit dem ein Patient für andere wahrnehmbar werden lässt, dass er Schmerzen hat. Er spricht z. B. mit dem Partner über Intensität, Häufigkeit, Ort und Art des Schmerzes. Daneben können Schmerzen auch nonverbal mitgeteilt werden: durch Grimassieren, Seufzer, Stöhnen, Hinken, unnatürliche oder verkrampfte Körperhaltungen, die Verwendung eines Stocks oder von Krücken. Nun ist es eine gesicherte Erkenntnis der Forschung, dass bei chronischen Schmerzen dieses Schmerzverhalten oft nur noch wenig von den ursprünglichen Schmerzprozessen in den Organen abhängt und überwiegend durch Lernvorgänge bestimmt wird.

Schmerzverhalten wird gelernt durch

- positive Belohnung: Zuwendung durch Angehörige, Freunde und Kollegen, Schmerzensgeld, angenehme Behandlungen wie Massage etc. bei Kopfschmerzverhalten;
- „negative Belohnung“: Entlastung von unangenehmen Verpflichtungen, Vermeidung von Schmerzauslösern, Schonhaltungen, etc. bei Kopfschmerzverhalten;
- Nachahmung anderer Personen (insbesondere früher Bezugspersonen), an denen Schmerzverhalten (geringe Schmerztoleranz, Medikamenteneinnahme, Schonung etc.) beobachtet wurde, vor allem, wenn dieses positiv oder negativ belohnt wurde;
- wenig Belohnung für gesunde seelische und körperliche Aktivitäten.

Wie aber kann das sein, dass Menschen Schmerzen – also unangenehme Erlebnisse – erlernen und beibehalten? Ist das nicht ein Widerspruch in sich? Die Antwort darauf: So unangenehm Schmerzen auch sind, es kann der Fall eintreten, dass sie leichter zu ertragen sind als andere Schwierigkeiten. Und wenn diese anderen Schwierigkeiten auf Grund der Schmerzen in den Hintergrund treten, dann kann der Organismus, ohne dass der Betroffene dies bewusst miterleben muss, lernen, weiterhin Schmerzen zu produzieren. Denn auch dies ist ein fundamentales Lerngesetz: Verhaltensgewohnheiten bilden sich auf Grund positiver oder ausbleibender negativer Konsequenzen heraus, ohne dass der Betreffende dessen gewahr sein muss. Wenn ein Patient zum Beispiel Angst vor sozialen Kontakten im Freizeitbereich hat und er von seiner Partnerin immer wieder aufgefordert wird, mit ihr zu Veranstaltungen zu gehen, bei denen ihm unbehaglich ist; wenn er sich seiner Angst schämt und nicht mit der Partnerin über sie spricht; wenn er zudem dazu neigt, mit Kopfschmerzen zu reagieren, dann lernt sein Organismus, solche Situationen „mit Hilfe“ von Kopfschmerzen zu vermeiden. Nur selten können Patienten diese Zusammenhänge beschreiben. Aber oft ahnen sie sie – und können in einer vertrauensvollen therapeutischen Beziehung lernen, sie zu verstehen.

2.2 Migräne

Fallbeispiel: Die Patientin berichtet, dass die Kopfschmerzen in der Jugendzeit nach der Pubertät eingesetzt haben; sie seien jedoch selten gewesen und hätten erst mit der Arbeit als Redakteurin bei der Zeitung an Häufigkeit zugenommen. Frau M. meint, besonders gefährdet sei sie zu Zeiten unregelmäßigen Schlafes, meistens dann, wenn auch viel in der Redaktion los sei. Sie sei in solchen Zeiten sehr angespannt und arbeite mit einer großen Aufmerksamkeit. Nicht selten trinke sie dann auch am späten Abend noch Kaffee in der Redaktion, um ihr Leistungsniveau zu halten. Die Mutter habe ein ähnliches Migräneleiden.

Menschen mit Migräne haben eine angeborene Bereitschaft, auf bestimmte Situationen – meist ist es wahrgenommener Stress –, mit einem Kopfschmerzanfall zu reagieren. Diesen Diathese-Stress-Mechanismus haben wir bereits kennen gelernt. Bei Migränikern liegt das an einer Störung der Informationsverarbeitung: Das Gehirn dieser Patienten befindet sich bei der Verarbeitung von Informationen in einem Zustand der Übererregung. Die Sehrinde ihres Gehirns neigt zu überstarken Reaktionen. Dadurch gewöhnen sich die Patienten weniger leicht als schmerzfreie Personen an Reize, sind also übermäßig reizempfindlich. Fachleute sprechen von der *Dishabituationstendenz.* Diese Reizüberempfindlichkeit ist offenbar angeboren und geht Hand in Hand mit einer leichteren Erschöpfbarkeit des Gehirns. Kinder mit Migräne sind deshalb nicht selten hyperaktiv, hypersensibel und stimmungslabil. Auch bei unserer Beispielpatientin lässt sich vermuten, dass eine Übererregbarkeit des Gehirns vorliegt, wenn sie schildert, dass sie zu Kopfschmerzen neigt, wenn ihr die Dinge bei der Arbeit über den Kopf wachsen.

Als mögliche *Auslöser* von Migräneattacken gelten:

- wahrgenommener psychosozialer Stress,
- Flackerlicht, grelles Licht, Lärm,
- bestimmte Stoffe in Nahrungsmitteln, z. B. Tyramin in bestimmten Käsesorten und Rotwein, Glutamat, Alkohol etc.,
- bioklimatische Faktoren (Wetterwechsel, Föhn, Herbst und Frühjahr),
- hormonelle Veränderungen bei Frauen (Monatsregel),
- ein unregelmäßiger Schlaf-Wach-Rhythmus.

Die einzelnen Auslöser können von Patient zu Patient ein unterschiedliches Gewicht haben – und jeder muss dieses Gewicht für sich selbst herausfinden. Stress scheint als Auslöser aber bei den meisten Patienten eine besonders große Rolle zu spielen. Der Stress entsteht dabei auf typische Weise: Migräniker neigen dazu, Anforderungssituationen als bedrohlich einzuschätzen und Verhalten zu zeigen, das nicht geeignet ist, seelische Belastungen abzubauen: nämlich übermäßige gedankliche Weiterbeschäftigung, Resignation und Depression, soziale Abkapselung und anderes Vermeidungsverhalten. Bei unserer Beispielpatientin dürften als Auslöser Veränderungen im Schlaf-Wach-Rhythmus und wahrgenommener Stress in Betracht zu ziehen sein.

Bei Auftreten innerer oder äußerer Auslöser wird die so genannte *Migräneschwelle* überschritten, und es kommt zu einer Störung der Hirnaktivität, d. h., es läuft eine Kette von physiologischen und biochemischen Reaktionen ab, die von außen nur schwer zu beeinflussen ist. Auf der einen Seite sind es diese Störungen der Gehirnaktivität selbst, die einen Teil des Migräneschmerzes ausmachen. Wichtiger zur Erklärung der Schmerzen sind aber die Störungen der Blutgefäße im Kopf. Es kommt an diesen Blutgefäßen vorübergehend zu entzündlichen Vorgängen, welche die pochende Qualität der Schmerzen verständlich werden lassen. Abbildung 1 fasst die Vorgänge bei der Migräne in einem vereinfachten verhaltensmedizinischen Erklärungsmodell zusammen.

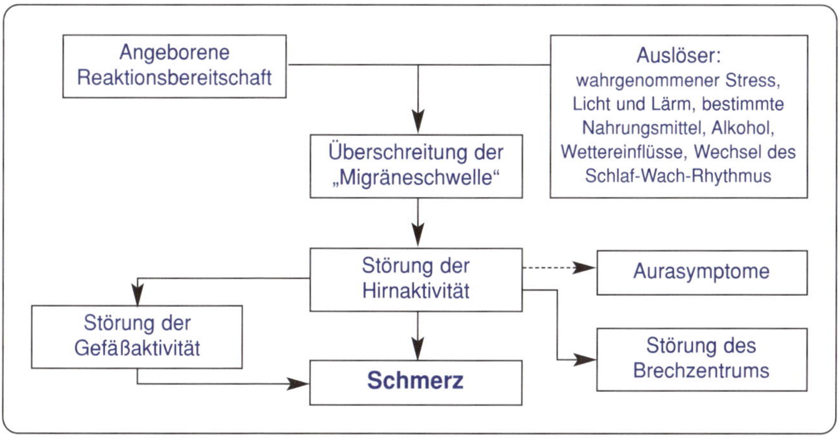

Abbildung 1: Verhaltensmedizinisches Erklärungsmodell der Migräne

2.3 Kopfschmerzen vom Spannungstyp

Obwohl KST die häufigste Form von Kopfschmerzen sind, ist die Entstehung dieser Schmerzform wissenschaftlich noch nicht restlos aufgeklärt. Die Kopfschmerzexperten gehen von verschiedenen Ursachen aus. Einerseits gibt es auch beim KST, obgleich nicht so deutlich wie bei der Migräne, eine ererbte Reaktionsbereitschaft. Wie im Beispiel des Herrn P. am Anfang des Kapitels 2.1 entstehen KST häufig im Zusammenhang mit Stress, Überforderungs- und Hilflosigkeitsgefühlen und durch Überbeanspruchung der Muskulatur in Folge langandauernder körperlicher oder seelischer Beanspruchung (z. B. am Arbeitsplatz). Wir beschreiben im Folgenden – und illustrieren dies mit Abbildung 2 –, in welcher Weise beim Vorliegen von solchen Auslösern aus der Reaktionsbereitschaft Kopfschmerzen entstehen können.

KST kann von *Muskelverspannungen* im Bereich von Kopf, Schultern, Nacken und Halswirbelsäule und von *Schmerzempfindlichkeit* dieser Muskeln begleitet werden: Man unterscheidet daher zwischen Kopfschmerz vom Spannungstyp mit und ohne schmerzempfindliche Muskeln. Chronische Muskelverspannungen führen oft zu Veränderungen direkt in der betroffenen Muskulatur: zu Muskelhartspann und druckschmerzhaften Knoten in der Muskulatur.

Patienten mit *chronischen* KST haben eine größere Schmerzempfindlichkeit gegenüber Druckreizen in der und auf die Kopfmuskulatur. Bemerkenswerterweise sind sie für Hitzereize auf der Haut nicht empfindlicher. Da man bei Patienten mit *episodischem* KST diese Erhöhung der Schmerzempfindlichkeit nicht nachweisen kann, scheint erst die Chronizität der KST diese Empfindlichkeit zu erzeugen. Normalerweise reagiert ein Muskel erst bei maximaler Anspannung mit Schmerz. Ist jedoch die Sauerstoffversorgung durch lang andauernde geringe Anspannungen gestört, dann werden die Muskeln druckschmerzempfindlich.

Für die Muskelverspannungen – und die erhöhte Schmerzempfindlichkeit im Gefolge – gibt es zwei mögliche Ursachen: einseitige körperliche Beanspruchung (körperliche Fehlhaltungen) – z. B. bei der Arbeit –, aber auch seelische Anforderungen. Ständiger äußerer Druck und innere Anspannung führen dazu, dass man auf einer körperlichen Ebene automatisch die Muskeln anspannt, um immer *auf dem Sprung* zu sein oder bei Gefahr *den Nacken einzuziehen* etc.

Dauerstress, ständige Belastungen und Überforderungen verändern darüber hinaus den *Hirnstoffwechsel*. Die Schmerzschwellen im Gehirn sinken, d. h. das Gehirn reagiert empfindlicher auf Schmerzreize aller Art. Auf der Seite des Erlebens führen solche Dauerbelastungen meist auch zu Nervosität und Angst, Selbstzweifeln, negativen Gedanken, Stimmungsschwankungen, Antriebs- und Konzentrationsstörungen und manchmal zu zahlreichen weiteren Beschwerden.

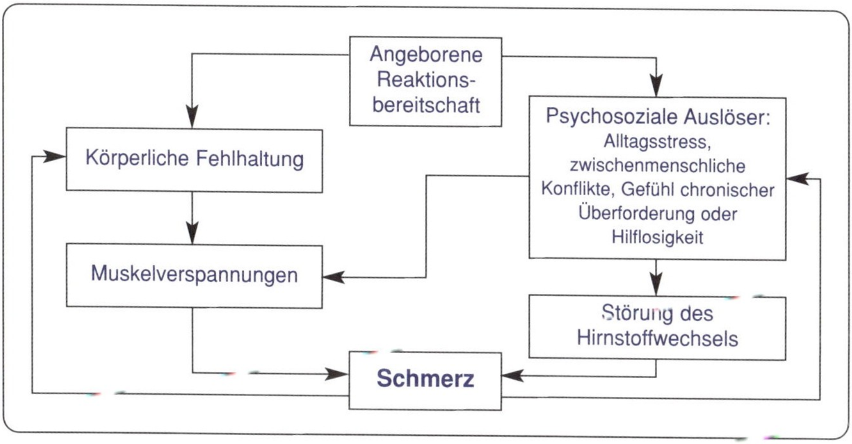

Abbildung 2: Verhaltensmedizinisches Erklärungsmodell für Kopfschmerz vom Spannungstyp

Ebenfalls bedeutsam für die Entstehung von Verspannungen und KST ist die Tatsache, dass Patienten mit Kopfschmerz vom Spannungstyp stärker als andere Menschen auf Schmerzen, ja sogar schon auf die Erwartung, Schmerzen zu bekommen, mit muskulären Verspannungen reagieren. Auch dieser Teufelskreis ist wahrscheinlich für die Chronifizierung des Schmerzleidens verantwortlich.

2.4 Kopfschmerz durch Medikamentenübergebrauch

Fallbeispiel: Herr A. leidet seit vielen Jahren unter Migräne. Diese Kopfschmerzen hat er zunächst mit Entspannungsübungen und – als sie vermehrt auftraten – durch die Einnahme eines Ergotaminpräparates behandelt, das ihm vom Hausarzt verschrieben wurde. Während einer anstrengenden, mehrere Monate dauernden Umstellung im Betrieb hat er die Dosis mehr als verdoppelt, um den zunehmenden Migräneattacken Herr zu werden. Seit zwei Monaten suchen ihn nun mehr als 15 Tage lang im Monat beidseitige, drückende, einengende Kopfschmerzen mittlerer Intensität heim.

Wenn regelmäßig mehr Schmerzmittel über eine kritische Dosis hinaus, deren genaue Höhe der ärztliche Schmerzspezialist kennt, eingenommen werden, können diese Medikamente ihrerseits Kopfschmerzen erzeugen. Herr A. hat wahrscheinlich einen Kopfschmerz durch Medikamentenübergebrauch, der seine Migräne überlagert. Als gesichert kann die Diagnose allerdings erst gelten, wenn nach dem Absetzen der Medikamente die neuen Kopfschmerzen wegbleiben oder deutlich weniger werden.

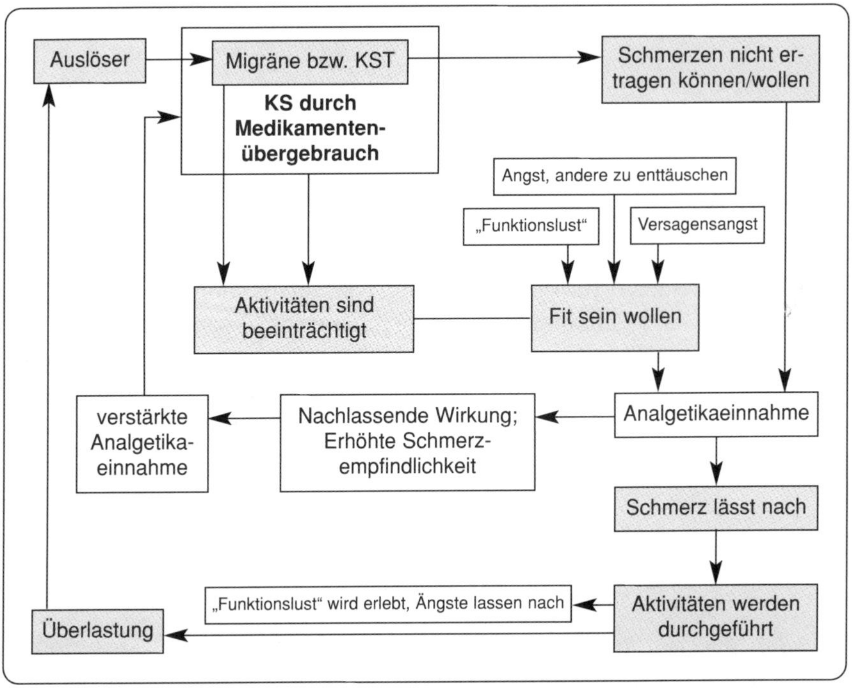

Abbildung 3: Erklärungsmodell für Kopfschmerzen durch Medikamentenübergebrauch

Bei der Entstehung von Kopfschmerzen durch Medikamentenübergebrauch wirken viele Faktoren zusammen. Man vermutet speziell bei Kopfschmerzpatienten eine angeborene Disposition, auf Grund deren Schmerzmittel die Erregbarkeit von Schmerzrezeptoren erhöhen. Abbildung 3 veranschaulicht die Wechselwirkungen zwischen Kopfschmerzen, Medikamenteneinnahme und Verhalten.

Am Anfang der Entwicklung von Kopfschmerzen durch Medikamentenübergebrauch stehen in der Regel entweder Migräneattacken oder Episoden von Kopfschmerzen vom Spannungstyp. Der Hauptgrund für die Einnahme von Schmerzmittel sind natürlich die Schmerzen selbst. Der Patient kann und/oder will sie nicht ertragen und erwartet sich von den Medikamenten Abhilfe. Darüber hinaus beeinträchtigen Kopfschmerzen den Patienten in seinen gegenwärtigen oder geplanten Aktivitäten – er kann sich z. B. kaum noch auf seine Arbeit am Computerbildschirm konzentrieren, oder er befürchtet, dass er einen bevorstehenden Besuch im Theater, auf den er sich schon lange freut, nicht wird genießen können. Aber er will fit sein, und dies ist ein zweiter wichtiger Grund, weshalb Schmerzmittel eingenommen werden.

Ein Patient kann aus ganz unterschiedlichen Motiven fit sein wollen: Was er gerade tut oder zu tun beabsichtigt, bereitet ihm so viel Vergnügen oder gibt ihm so viel Bestätigung, dass er nicht darauf verzichten möchte – in der Fachsprache: Die „Funktionslust" treibt ihn an. Möglicherweise möchte er aber auch fit bleiben, weil er Angst hat, andere Menschen zu enttäuschen oder vor sich selbst als Versager dazustehen, wenn er „schon wieder" ausfällt. Schmerzmittel versprechen in beiden Fällen Abhilfe: bei der Linderung der Schmerzen und bei der Aufhebung von Aktivitätsbeeinträchtigungen. Wenn dies nur ab und zu so geschieht, ist nichts dagegen einzuwenden. Es besteht aber die Gefahr, dass das Problem durch die Einnahme von Schmerzmitteln nur scheinbar gelöst wird. Wenn Kopfschmerzen wieder und wieder auftreten, lässt die Wirkung der Schmerzmittel nach, die Schmerzempfindlichkeit nimmt zu und nur eine verstärkte Einnahme von Schmerzmitteln führt zum erwünschten Erfolg. Und wenn schließlich Schmerzmittel häufiger als 10- bis 15-mal im Monat eingenommen werden, verursachen sie ihrerseits Kopfschmerzen, welche die ursprüngliche Migräne bzw. den Kopfschmerz vom Spannungstyp überlagern. Auch das Immer-fit-sein-Wollen hat seinen Preis. Vor allen Dingen im Leistungsbereich kann ein Patient in einen weiteren Teufelskreis geraten. Wenn er Kopfschmerzen als eine

Reaktion auf Überforderung entwickelt und die Kopfschmerzen mit Schmerzmitteln „wegmacht", um sich gewissermaßen weiter überfordern zu können, dann ist die Entstehung eines zusätzlichen Kopfschmerzes durch Medikamentenübergebrauch nur eine Frage der Zeit.

2.5 Clusterkopfschmerz

Die Ursachen von Clusterkopfschmerz sind nicht genau bekannt. Bislang hat man wie bei Migräne angenommen, dass die Schmerzen in den Blutgefäßen des Kopfes entstehen, wenn diese durch eine Entzündung gestört sind. Einige neuere Studien mit der so genannten *P*ositronen*E*missions*T*omographie (PET) zeigen im Gehirn eine Auffälligkeit in der Aktivität der Schrittmacherzellen des Hypothalamus. Diese Zellen regulieren unter anderem den Rhythmus von Wachen und Schlafen. Die Studien könnten erklären, warum die Clusterkopfschmerzen ihrem auffälligen, streng zeitlichen Muster folgen. Ob dieser Befund in Zukunft therapeutisch genutzt werden kann, ist jedoch unklar. Psychosoziale Auslöser und Wirkmechanismen scheinen beim Clusterkopfschmerz keine Bedeutung zu haben.

2.6 Kopfschmerz, der auf psychische/psychosomatische Störungen zurückzuführen ist

Beispiel: Herr F. wurde in der Türkei als Kurde politisch verfolgt und ohne Angabe von Gründen verhaftet. Während eines Gefängnisaufenthalts wurde er gedemütigt, mehrfach geschlagen, auch auf den Kopf, und ihm wurde die Verhaftung der Familienangehörigen angedroht. Herr F. konnte fliehen, wurde als Asylant in Deutschland anerkannt und lebt jetzt hier im Lande.

Wenige Monate nach seiner Misshandlung tritt eine posttraumatische Belastungsstörung (PTBS) auf. Sie zeigt sich durch Albträume, Ängstlichkeit, Gedächtnisstörungen und häufiger vegetativer Übererregung. Durch Hundegebell, das auch im Gefängnis immer zu hören war, können starke Angstzustände ausgelöst werden. Immer wenn die Symptome der PTBS insgesamt heftig werden, eben weil der Patient mit entsprechenden Auslösereizen konfrontiert ist, leidet er auch unter beidseitigen, drückenden und starken Kopfschmerzen. Diese sind es, die ihn zu einem Arztbesuch veranlassen. Über seine traumatisierenden Erlebnisse spricht er dort so gut wie gar nicht. Vor dem Auftreten der PTBS hatte Herr F. niemals Kopfschmerzen.

Natürlich können die Schläge an den Kopf von Herrn F. nachhaltige Schädigungen bewirkt haben. Das muss in einer sorgfältigen Diagnostik ausgeschlossen werden. Wenn aber solche Ursachen nicht gefunden werden, der Kopfschmerz also nicht auf eine organische Ursache zurückgeht, spricht das gemeinsame Auftreten mit der posttraumatischen Belastungsstörung für Kopfschmerzen, die durch diese psychische Störung verursacht werden.

Kopfschmerzen, die im Zusammenhang mit Depressionen und anderen psychischen und psychosomatischen Krankheiten auftreten, sind schon seit langem bekannt und in der Fachliteratur beschrieben worden. Es würde den Rahmen dieses Ratgebers sprengen, im Einzelnen die Mechanismen zu erklären, wie aus Angst, Depression oder in der Folge von extremem Stress Kopfschmerzen entstehen, denn daran sind Lernvorgänge ebenso beteiligt wie neurologische und biochemische Veränderungen im Gehirn, die den Betroffenen schmerzempfindlich machen. In diesen Fällen ist jedenfalls eine umfassende psychologische Diagnostik vorzunehmen. Die Erklärung der Kopfschmerzen und die Therapie müssen sich dann auf die jeweilige psychische Grunderkrankung beziehen. Ob damit auch die korrespondieren Kopfschmerzen ausreichend behandelt sind, muss sich im Einzelfall erweisen.

3 Was kann man gegen Kopfschmerzen unternehmen?

3.1 Grundsätzliches

Wir wollen an den Anfang des Kapitels zwei grundsätzliche Fragen stellen und beantworten, die Kopfschmerzpatienten häufig auf den Nägeln brennen: Wann sollte ich zum Arzt gehen und was kann ich selber gegen die Schmerzen tun?

3.1.1 Wann sollte ich bei Kopfschmerzen zum Arzt gehen?

Jeder Mensch hat gelegentlich Kopfschmerzen. Das ist kein Grund zur Beunruhigung. Wenn diese Kopfschmerzen jedoch öfter wiederkehren oder über mehrere Stunden anhalten, dann sollten Sie zum Arzt (Hausarzt, Neurologen/Psychiater) gehen, besonders wenn Warnhinweise für sekundäre Kopfschmerzen vorliegen.

Wir wollen die Aussagen über die sekundären Kopfschmerzen aus dem ersten Kapitel hier noch ergänzen: Nach unserer Erfahrung ist die Angst, ein bösartiger Tumor oder Ähnliches könnte die Kopfschmerzen verursachen, bei solchen Patienten besonders stark und quälend, welche Kopfschmerzen im Rahmen einer depressiven Störung entwickeln. Und warum sollte man diesen Patienten nicht helfen, mit den Methoden der Apparatemedizin ihre Befürchtungen auszuräumen? Es gibt allerdings nicht selten Patienten, die auch nach mehreren Untersuchungen ohne organischen Befund immer noch nicht zu überzeugen sind. Dass sie nicht zu überzeugen sind, ist möglicherweise seinerseits Ausdruck eines seelischen Problems. Bei diesen Patienten liegt unter Umständen eine so genannte Somatisierungsstörung vor. Sie leiden wegen seelischer Belastungen unter einer Vielzahl körperlicher Beschwerden, u. a. manchmal eben auch unter Kopfschmerzen. Ein Wesensmerkmal dieser Störung ist es, dass sich die Patienten innerlich heftig gegen die Vorstellung einer psychischen Verursachung wehren und deshalb nicht aufhören können, von Arzt zu Arzt zu gehen und sich aufs Neue untersuchen zu lassen. Wenn Sie sich in dieser Beschreibung wiedererkennen, vielleicht weil Sie immer schon „irgendwie“ spürten, dass Ihr Drang, zum Arzt zu gehen, mit seelischen Spannungen zu tun hat und eigentlich durch die harten Fakten kaum mehr zu begründen ist, sprechen Sie doch einmal Ihren Arzt darauf an. Vielleicht hat dieser auch schon von der Somatisierungsstörung gehört und verweist Sie an einen psychotherapeutisch tätigen Kollegen weiter. Wir sind dessen allerdings nicht sicher, denn auch heutzutage behandeln manche niedergelassenen Ärzte bevorzugt Symptome und diese meist mit Schmerzmittel (das ist für alle Beteiligten das vermeintlich Einfachste!) und verstärken dadurch die Sichtweise des Patienten mit Somatisierungsstörung, dass die Ursache der Störung eben nicht psychisch ist. Am wahrscheinlichsten sind Neurologen/Psychiater in der Lage, Kopfschmerzen zu erkennen, die auf eine psychische Störung zurückzuführen sind oder durch eine solche wesentlich verstärkt werden.

3.1.2 In welcher Reihenfolge sollte bei der Behandlung vorgegangen werden?

Wenn Sie sich mit Ihren Kopfschmerzen einem Arzt anvertraut haben, wird dieser mit Ihnen das weitere Vorgehen besprechen. Dafür sollten Sie als Patient aber eine Vorstellung über die therapeutischen Möglichkeiten mitbringen. Bei der Entscheidung für das oder die richtigen Therapieverfahren gibt es eine erste einfache Faustregel:

Bei sekundären Kopfschmerzen hat die Behandlung der Grunderkrankung, deren Symptom sie sind, absoluten Vorrang.

Worin diese Therapie besteht, hängt natürlich von der Art der Grunderkrankung ab. Wenn Kopfschmerzen auf einen falschen Aufbiss der Zähne zurückgehen, wird der Zahnarzt dem zum Beispiel durch eine Abschleifbehandlung abzuhelfen versuchen. Handelt es sich um die sekundäre Kopfschmerzform eines Kopfschmerzes bei Medikamentenübergebrauch, dann ist die Entzugsbehandlung erstes Gebot. Ist der Kopfschmerz auf eine psychische Störung zurückzuführen, dann sollte die psychische Störung mit den Mitteln behandelt werden, die sich bei dieser Störung als wirksam erwiesen hat, bei einer schweren Depression etwa eine Kombinationsbehandlung aus antidepressiver Medikation und kognitiver Verhaltenstherapie.

Bei Kopfschmerzen durch Medikamentenübergebrauch wäre es also ein Kunstfehler, die Behandlung mit Biofeedbacktherapie oder einem anderen Entspannungsverfahren zu beginnen. Genauso fragwürdig wäre es, Kopfschmerzen im Rahmen einer posttraumatischen Belastungsstörung ausschließlich mit Schmerzmittel anzugehen. Der Patient liefe Gefahr, dadurch einen Medikamentenübergebrauch mit seinen schlimmen Folgen zu entwickeln, eben weil die Grunderkrankung fortbesteht und wegen der Wirkungslosigkeit der Medikamente die Dosierung erhöht wird. Das soll nicht heißen, dass bei Kopfschmerz durch Medikamentenübergebrauch nicht auch psychotherapeutische Strategien Teil der Entzugsbehandlung sind (vgl. S. 51 f.). Es steht allerdings fest, dass eine Entzugsbehandlung in jedem Fall und in erster Linie das Absetzen der Schmerzmittel bedeutet. Auch wird beim Patienten mit Kopfschmerzen im Rahmen einer posttraumatischen Belastungsstörung der Psychotherapeut, der eine psychologische Konfrontationsbehandlung durchführt, nichts dagegen einzuwenden haben, wenn der Patient in Maßen Schmerzmittel einnimmt. Wir können also die erste Faustregel wie folgt konkretisieren:

Bei sekundären Kopfschmerzen auf Grund von Medikamentenübergebrauch oder von psychischen Störungen hat die Behandlung der Grunderkrankung absoluten Vorrang.

Wenn die Diagnostik sekundäre Kopfschmerzen ausgeschlossen hat und davon auszugehen ist, dass primäre Kopfschmerzen vorliegen, dann gilt es ebenfalls, eine Behandlungsregel zu befolgen:

Man beginne mit einfachen Behandlungen und gehe erst bei ausbleibender Wirkung zu aufwändigeren Behandlungsmethoden über.

Leidet ein Patient unter Migräne oder episodischem Kopfschmerz vom Spannungstyp, so empfiehlt sich zunächst eine medikamentöse Therapie mit Schmerzmitteln, am besten von vornherein in Kombination mit einem Entspannungstraining (z. B. Progressive Muskelrelaxation nach Jacobson) oder mit einer Biofeedbackbehandlung (vgl. S. 53–56). Wer diese Methoden beherrscht, kann oft auf Medikamente verzichten. Sollten die beschriebenen Entspannungsmethoden keine ausreichende Wirkung zeitigen – was insbesondere bei schon länger bestehenden Kopfschmerzen der Fall ist –, kommen kognitiv-behaviorale Verhaltenstherapie bzw. Stressbewältigungsverfahren (vgl. S. 56–60) zum Zuge. Diese Behandlungen können in der Gruppe oder in Einzeltherapie durchgeführt werden. Bei chronischem

Kopfschmerz vom Spannungstyp hat es sich als notwendig herausgestellt, sofort mit einer Kombination von antidepressiver Medikation und kognitiver Verhaltenstherapie zu beginnen.

Sie werden vielleicht fragen, weshalb wir just die genannten Therapieverfahren ausgewählt haben und nicht andere (Gesprächspsychotherapie, Ozontherapie, TENS etc.). Das hat folgenden Grund: Zu Recht werden heute strenge Maßstäbe angelegt, wenn es darum geht, die Wirksamkeit medizinischer und psychotherapeutischer Maßnahmen zu beurteilen. Therapeutische Methoden sollten „evidenzbasiert" sein: Das heißt, ihre Wirksamkeit muss in Studien belegt werden, die den Anforderungen der Wissenschaftlichkeit genügen. Entsprechend machen es sich ganze Forschergruppen zur Aufgabe, die Untersuchungen zu einer Therapieform zusammenzutragen, nach ihrer wissenschaftlichen Güte zu bewerten und auf der Basis der besten Studien Empfehlungen auszusprechen. Auch zur Behandlung von Migräne und Kopfschmerzen vom Spannungstyp gibt es solche Empfehlungen (weitere Informationen finden Sie dazu im Internet unter http://www.evidence.de) – und diese Empfehlungen sind für uns als Autoren und Therapeuten bindend. Alle von uns im Einzelnen beschriebenen Verfahren haben die Feuertaufe des Evidenznachweises erfolgreich bestanden[4]. Es handelt sich übrigens bei ihnen im Wesentlichen um verhaltenstherapeutische Verfahren – was bei der Wahl eines niedergelassenen Psychotherapeuten gut zu wissen ist.

---

4 Es sollen auch die Verfahren genannt werden, deren Wirksamkeit noch nicht ausreichend nachgewiesen ist: Transkutane Nervenstimulation (TENS), Homöopathie, autogenes Training, chiropraktische Therapie, Manualtherapie, Zahnextraktion, Aufbiss-Schienen, Frischzell-Therapie, lokale Injektionen in Nacken oder Kopfhaut, Neuraltherapie, Reizströme, Magnetströme, Psychophonie („Hirnmusik"), Musiktherapie, Ozontherapie, Tonsillektomie (operative Mandelentfernung), Fußreflexzonenmassage, Sanierung vermeintlicher Pilzinfektionen des Darmes, Entfernung von Amalgamfüllungen, Hysterektomie (operative Gebärmutterentfernung), klassische Psychoanalyse, Akupunktur, Akupressur („Druckmassage"), Massagen u. a. Dass die Wirksamkeit all dieser Verfahren nicht nachgewiesen ist, bedeutet nicht, dass sie tatsächlich unwirksam sind. Möglicherweise fehlen bisher nur brauchbare wissenschaftliche Studien. Manche „Heilverfahren", die in Vorschlag gebracht werden, sind allerdings so „daneben", dass sich ihre Vertreter hüten werden, sie einer ernsthaften Prüfung zu unterziehen.

3.2 Kann man selber etwas gegen Kopfschmerzen unternehmen?

Gehen wir davon aus, dass organische Erkrankungen als Ursachen Ihrer Kopfschmerzen ausgeschlossen wurden. Was können Sie selbst dann tun? Sie können Schritte unternehmen, um die Kopfschmerzen besser kennen zu lernen, indem Sie sie systematisch protokollieren. Sie können dann entweder versuchen, aus diesen protokollierten Selbstbeobachtungen Verhaltensänderungen abzuleiten (vgl. Kapitel 3.2.2), oder – wenn Sie selbst keinen Rat wissen – die Protokolle auch nutzen, um bei einem Schmerzpsychotherapeuten in die Behandlung einzusteigen. Denn für eine sorgfältige Diagnostik ist der Schmerzpsychotherapeut auf Ihre Auskünfte angewiesen. Da einem Betroffenen in den diagnostischen Gesprächen oft nicht alle Informationen einfallen oder er feststellen muss, dass er darauf noch gar nicht geachtet hat, sind Selbstbeobachtungen schon vor dem ersten Treffen mit dem Therapeuten sehr hilfreich.

3.2.1 Selbstbeobachtung

Für die Selbstbeobachtung kann man Tagebuchformulare benutzen, die eine gewisse Systematisierung der Beobachtungen erlauben.

Arbeitsblatt 1 (vgl. Anhang, S. 77) und Arbeitsblatt 2 (vgl. Anhang, S. 78) können Sie für Ihre Selbstbeobachtung verwenden.

In das Kopfschema von Arbeitsblatt 1 oben links kann man die schmerzhaften Stellen einzeichnen. Die Schmerzstärke wird auf einer 6-stufigen Skala von 0 bis 5 angekreuzt. Zusätzlich ist es möglich, die Einnahme von Medikamenten zu protokollieren und Begleitsymptome einzutragen. In diesem *Schmerztagebuch* können Sie charakteristische Merkmale der Kopfschmerzen festhalten.

Als Ergänzung dazu sollten Sie registrieren, was den Schmerzen an körperlichen Symptomen oder Empfindungen vorausgeht und ob sie durch bestimmte Situationen ausgelöst werden. Mit diesem *Auslösertagebuch* (Arbeitsblatt 2) lassen sich im Verbund mit dem Schmerztagebuch drei Ziele verfolgen:

– die Sensibilisierung für erste Kopfschmerz ankündigende Zeichen,

- die Identifizierung von Kopfschmerz auslösenden Situationen,
- die Identifizierung von fehlerhaften Annahmen über Kopfschmerz auslösende Situationen. Manchmal werden feste Überzeugungen („… das wechselhafte Wetter im Frühjahr führt bei mir zu vermehrten Kopfschmerzen …“) relativiert, weil sich bei Protokollierung herausstellt, dass sie nicht zutreffen.

Wie geht das praktisch? Kopieren Sie sich die Arbeitsblätter 1 und 2 in ausreichender Zahl und füllen Sie sie in den nächsten drei Wochen jeweils abends vor dem Schlafengehen sorgfältig aus, ohne die Aufzeichnungen vom Vortag zu betrachten. Nach Ablauf der drei Wochen können Sie sich einen Überblick darüber verschaffen, wie sich die Kopfschmerzattacken oder -episoden in der Regel anfühlen, wie lange sie dauern, wie stark sie sind, von welchen Symptomen sie begleitet werden usw. Wenn Sie jeweils die Auslöser daneben legen, werden Sie feststellen, ob es immer wieder ähnliche Situationen sind, die zu Kopfschmerzen führen.

3.2.2 Selbstmanagement

Unter Selbstmanagement versteht man die Möglichkeiten des Patienten, mit oder ohne direkte Anleitung durch einen Experten psychotherapeutische Verfahren einzusetzen, um ein seelisches Problem zu bewältigen oder körperliche Beschwerden abzumildern. Bei Kopfschmerzen haben sich dazu verschiedene Entspannungstechniken und einige Grundregeln der Lebensführung bewährt.

Progressive Muskelentspannung

Die Progressive Muskelentspannung nach Jacobson ist eine Entspannungsmethode, mit der man übt, die Muskeln systematisch zu entspannen. Nacheinander werden einzelne Muskelgruppen zunächst angespannt. Man hält dabei die Spannung für einige Sekunden und entspannt sich dann wieder ganz bewusst. So kommt es auch zum aktiven Wahrnehmen von allen Anspannungsgraden – der Verspannung genauso wie der Entspannung. Durch körperliche Entspannung gelangt man auch in einen seelischen Entspannungszustand. Der Entspannungseffekt entsteht durch mehrere physiologische Vorgänge, z. B. durch Gefäßerweiterung, aber auch die Beeinflussung von Botenstoffen im Gehirn. Wichtig ist es, regelmäßig zu trainieren, weil sich nur so ein langfristiger Erfolg einstellt. Da mit dem Üben die Körperwahrnehmung sensibler wird, können Verspannungen frühzeitig erkannt und beseitigt werden.

Progressive Muskelentspannung ist leichter erlernbar als die meisten anderen Entspannungsverfahren. Sie kann als Gesundheitsprophylaxe vor allem bei spannungsbedingten Beschwerden eingesetzt werden, also auch bei den meisten Kopfschmerzformen. Sie hilft aber auch bei psychischen Spannungszuständen, z. B. Nervosität, innerer Unruhe, Gereiztheit. Sie reguliert Störungen des vegetativen Nervensystems besonders, wenn sie mit Atmungsübungen kombiniert wird. Die Übungen lenken aber auch von Grübeleien ab und fördern den Schlaf. Wenn Sie Progressive Muskelentspannung erlernen wollen, empfehlen wir Ihnen, sich ein Übungsbuch mit Audio-Kassette oder -CD zu beschaffen (vgl. Literaturempfehlungen im Anhang, S. 69).

Der Zustand der psychophysischen Entspannung lässt sich auch sehr effektiv und innerhalb weniger Minuten durch die *Methode der verlängerten Ausatmung* herbeiführen.

Sprechen Sie die Anleitung von Arbeitsblatt 3 (vgl. Anhang, S. 80) auf Band und probieren Sie es aus!

Diese Kurzentspannung können Sie unschwer in Ihren Arbeitsalltag einbauen und zum Beispiel einsetzen, wenn Sie erste Anzeichen von Kopfschmerzen spüren.

Gesunde und vorbeugende Lebensführung

Vielen Patienten mit Kopfschmerzen wäre geholfen, wenn sie sich an einige einfache Regeln zu einer gesünderen Lebensführung hielten. Wir haben in Anlehnung an die Empfehlungen der Deutschen Migräne- und Kopfschmerzgesellschaft zehn goldene Regeln zusammengestellt, die sich aus den Erfahrungen von Betroffenen und der klinischen Praxis ableiten lassen. Vielleicht können Sie die eine oder andere nutzen. Wir sind uns allerdings dessen bewusst, dass es leichter ist, Regeln aufzustellen als sie zu befolgen …

Zehn goldene Regeln

1. Bei der Medikamenteneinnahme Acht geben!
Nehmen Sie nicht mehr Medikamente ein, als Ihnen verschrieben wurden. Die Devise ist: so viel, wie für die Behandlung nötig, insgesamt so wenig wie möglich. Wenn es geht, verzichten Sie ganz auf Medikamente. Verschreiben Sie sich auf keinen Fall selbst über längere Zeit Schmerzmittel. Seien Sie vorsichtig mit Schlafmitteln.

2. Auf Schmerzauslöser achten und sie meiden!
Versuchen Sie die Auslöser Ihrer Kopfschmerzen ausfindig zu machen. Dabei helfen eine achtsame Selbstwahrnehmung und systematische Aufzeichnungen. Vermeiden Sie solche Auslöser, wenn es geht, aber ziehen Sie sich nicht aus dem Lebensalltag zurück. Manchmal sind Streitgespräche und aufwühlende Filme oder Fernsehsendungen Auslöser von Kopfschmerzen. Dann versuchen Sie herauszufinden, wann Ihnen dergleichen nicht mehr gut tut, ohne gleich alles Aufregende zu meiden.

3. Achten Sie auf Ihr Ess- und Trinkverhalten!
Regelmäßige Essenszeiten und ausreichende Flüssigkeitszufuhr beugen vor. Mit Fett, Süßigkeiten, Alkohol und Nikotin sollten Sie vorsichtig umgehen (nicht nur wegen der Kopfschmerzen). Meiden Sie auf alle Fälle Drogen. Sie werden Ihnen mehr schaden als helfen.

4. Gewöhnen Sie sich regelmäßige Schlafzeiten an!
Manchmal entstehen Kopfschmerzen, insbesondere Migräne, durch unregelmäßige Schlafgewohnheiten. Auch am Wochenende sollten Sie nicht allzu sehr von Ihren sonst üblichen Aufstehzeiten abweichen. Deshalb müssen Sie nicht auf jeden Discobesuch verzichten oder immer gleich nach den Tagesthemen ins Bett gehen.

5. Bewegen Sie sich, so oft es geht, und entspannen Sie sich regelmäßig!
Nutzen Sie jede Gelegenheit. Gehen Sie kurze Strecken zu Fuß. Lassen Sie das Auto öfter stehen. Fahren Sie weniger Aufzug und laufen mehr Treppen. Benutzen Sie weniger Fernbedienungen und drücken selbst auf den Knopf! Gönnen Sie sich, wenn Sie Zeit haben, viel Bewegung an der frischen Luft. Sie brauchen aber dabei auf keinen Fall Höchstleistungen zu vollbringen. Sie sollten sich lieber über längere Zeit konstant bewegen (z. B. beim Wandern, Joggen, Radfahren oder Schwimmen).

6. Lassen Sie sich nicht unter Druck setzen!
Viel Stress entsteht heutzutage am Arbeitsplatz oder in der Familie. Alles soll sofort erledigt sein. Lernen Sie, auch mal NEIN zu sagen. Lassen Sie sich nicht zu Sachen drängen, die Sie nicht wollen. Dann brauchen Sie auch keinen 48-Stunden-Tag.

7. Überfordern Sie sich nicht!
Setzen Sie sich selbst auch nicht unter Druck. Wenn Ihnen alles zu viel wird, dann nehmen Sie dieses Gefühl ernst und als Hinweis für das Bedürfnis nach Ruhe. Lassen Sie auch mal Fünfe gerade sein.

8. Gönnen Sie sich öfter mal etwas Gutes!
Ein Theaterbesuch, ein Abend mit guten Freunden oder ein spontaner Kurzurlaub können Wunder wirken. Es ist wichtig, nicht die Freude am Leben zu verlieren. Dabei müssen es nicht nur die großen Dinge sein, die Freude machen. Ein frischer Windhauch, ein rotgelbes Blatt im Herbst, Raureif im Winter, ein früher Spaziergang im Sommer – auch das Genießen dieser Dinge darf nicht verloren gehen im Getöse des Alltags.

9. Haben Sie Geduld mit sich!
Sich selber zu ändern ist keine leichte Aufgabe, und Behandlungserfolge brauchen Zeit. Manchmal dauert es Monate, bis sich Erfolge einstellen. Scheuen Sie deshalb auch nicht, psychotherapeutische Hilfe in Anspruch zu nehmen.

10. Nehmen Sie nicht alles zu ernst im Leben!
Ein bisschen Abstand zum Alltag ist ein gutes Mittel, um zur Ruhe zu kommen. Das gilt auch für die Ratschläge, die wir Ihnen gerade erteilen. Prinzipien sind im Leben wichtig, aber wenn das Einhalten der Prinzipien zum Stress wird, ist Ihnen nicht gedient.

3.3 Wie sieht die Behandlung aus?

3.3.1 Die Diagnostik in der Schmerzpsychotherapie

Keine Therapie ohne Diagnostik! Das gilt auch für die Behandlung von Kopfschmerzen. Diagnostische Untersuchungen in der Schmerzpsychotherapie haben zwei Kernelemente: die diagnostische Einordnung Ihrer Beschwerden in das Krankheitsklassifikationssystem der Weltgesundheitsorganisation (ICD-10 der WHO) und – viel wichtiger – die Erstellung eines individuellen Modells zur Erklärung Ihres Leidens, das die biologischen, psychologischen und sozialen Faktoren gleichermaßen berücksichtigt.

Zur Diagnosestellung wird der Schmerzpsychotherapeut ein ausführliches Gespräch mit Ihnen führen und nach näheren Umständen der Schmerzentstehung, der Symptomatik, der Auslöser für Schmerzen und nach ihrer Lebensgeschichte fragen. Zusätzlich wird er die Aufzeichnungen aus einem Schmerztagebuch zu Rate ziehen – die Sie ihm ja möglicherweise schon vorlegen können (vgl. S. 42 und die Arbeitsblätter 1 und 2). Manchmal sind auch psychophysiologische Messungen nötig, um die Beteiligung der Muskulatur am Schmerz zu untersuchen oder um die Sensibilität gegenüber Stress zu diagnostizieren.

Meist wird der Schmerzpsychotherapeut diese Informationen ergänzen und vergleichen wollen mit Angaben von Patienten, die ebenfalls chronische Schmerzen haben. Dann wird er auf Fragebögen zu speziellen Aspekten des Kopfschmerzes zurückgreifen. Neben Verlagen für psychologische Diagnostik stellt auch die Deutsche Gesellschaft zum Studium des Schmerzes (DGSS) einen solchen Fragebogen zur Verfügung, den Deutschen Schmerzfragebogen (DSF), der inzwischen weite Verbreitung gefunden hat. Dieser Fragebogen für Schmerzpatienten bildet den Ausgangspunkt aller Bemühungen zur Standardisierung und Qualitätssicherung in Diagnostik und Therapie chronischer Schmerzerkrankungen.

Der DSF (Deutsche Schmerzfragebogen) besteht aus mehreren Teilfragebögen. Mit diesen sollen erfasst werden:

- die Schmerzcharakteristik hinsichtlich Lokalisation, Charakteristik, zeitlichem Verlauf, Intensität, etc.,
- schmerzlindernde und -verstärkende Bedingungen und Begleitsymptomatik,
- Schmerzerleben (Empfindungen und Gefühle),
- der Krankheitsverlauf inklusive bisherige Behandlungen, Medikamenteneinnahme und behandelnde Institutionen,
- andere medizinische Erkrankungen,
- das Ausmaß depressiver Symptome,
- schmerzbedingte Beeinträchtigungen.

Bei der Erarbeitung eines individuellen Erklärungsmodells Ihrer Kopfschmerzen wird der Therapeut die Informationen aus dem Gespräch, den Tagebuchaufzeichnungen und den Fragebögen zusammenstellen und integrieren. Er versucht, eine Erklärung dafür zu finden, wie die Schmerzen überhaupt entstehen konnten und eine Erklärung dafür, wodurch sie gegenwärtig aufrechterhalten werden. Dabei können die Faktoren, die sie einst verursacht haben, auch heute noch wirksam sein, müssen aber nicht.

Worauf in diesem Zusammenhang zu achten ist und sich bei Schmerzpatienten immer wieder als wichtig herausgestellt hat, sind folgende Aspekte:

1. Welche überdauernden Persönlichkeitsmerkmale begünstigten die Entstehung von Kopfschmerzen (z. B. ein perfektionistischer Erlebens- und Verhaltensstil)?
2. Welche überdauernden körperlichen Reaktionsweisen, welche die Entstehung von Kopfschmerzen fördern, hat der Patient in Anforderungs- und Belastungssituationen (z. B. Muskelverspannungen im Nacken oder Verengung der Gefäße)?
3. Welche Erfahrungen und Belastungen in der individuellen Biografie des Patienten begünstigten die Entstehung von Kopfschmerzen (z. B. Gewalterfahrungen, Konditionierungen)?
4. Welche Kopfschmerzen bedingenden Stressoren/Konflikte sind im gegenwärtigen Leben des Patienten wirksam (z. B. Arbeitsplatzprobleme, Tod von Angehörigen)?
5. Welche Kopfschmerzen begünstigende Verarbeitungsformen für solche Stressoren liegen beim Patienten vor (z. B. ständiges Grübeln)?
6. In welcher Weise reagiert der Patient gedanklich, gefühls- und verhaltensmäßig, wenn er Kopfschmerzen hat? Tragen diese Reaktionen dazu bei, das Schmerzleiden aufrecht zu erhalten oder gar zu verschlimmern (z. B. deprimierter sozialer Rückzug, übermäßige Medikamenteneinnahme)?
7. Was denkt der Patient selbst über die Ursachen seiner Kopfschmerzen und inwiefern behindern diese Gedanken den Weg aus seinem Leiden (z. B. Ursache ist ausschließlich falsche Ernährung)?

Die Antworten, die der Therapeut mit Ihnen auf diese Fragen gewinnt, erlauben, das Leiden in einen biopsychosozialen Gesamtzusammenhang zu stellen.

3.3.2 Medikamentöse Behandlung bei Migräne und Kopfschmerz vom Spannungstyp

Schmerzmittel sind in der Schmerztherapie ein Segen – und können zum Fluch werden, wenn sie nicht sachgerecht verwendet werden. Sie befreien vom Schmerz oder lindern ihn zumindest – und verursachen schwerste Organschäden und ihrerseits Kopfschmerzen, wenn sie oft und über längere Zeit eingenommen werden. Die Maxime muss in jedem Fall sein: nicht mehr und länger als irgend nötig. Und als allgemeinen Rat kann man Schmerzpatienten mit auf den Weg geben, möglichst nur Medikamente einzunehmen, die aus einer Substanz bestehen („Monosubstanzen"), und Präparate, die sich aus mehreren Substanzen zusammensetzen („Kombinationspräparate") zu meiden. Bei Kombinationspräparaten ist die Missbrauchsgefahr erhöht, u. a. deswegen, weil sie oftmals psychoaktive Substanzen enthalten und schließlich wegen der stimmungsaufhellenden oder beruhigenden Wirkung geschluckt werden. Viele Schmerzmittel sind frei erhältlich. Wir raten allerdings von der Selbstmedikation ab. Besprechen Sie die Modalitäten der Schmerzmitteleinnahme (Präparat und Dosierung) mit einem Arzt, der etwas davon versteht!

Medikamentöse Behandlung der Migräne

Die *Behandlung von Migräneattacken („Anfallskupierung")* richtet sich vor allem nach der Schwere der Attacke und der Neigung des Patienten zu Übelkeit und Erbrechen und nach den individuellen Erfahrungen des Patienten mit der Wirksamkeit bestimmter Schmerzmittel. Bei leichten bis mittelschweren Anfällen haben sich Acetylsalicylsäure (Aspirin®, ASS® etc.), Paracetamol (Benuron®), Ibuprofen (Aktren® etc.) und Metamizol (Novalgin® u. a.) bewährt. Bei schweren Attacken greift man heute auf die sogenannten Triptane zurück, deren hervorragende Wirksamkeit von einer Medikamentengeneration zur nächsten noch gesteigert werden konnte. Die Entwicklung begann mit Sumatriptan (Imigran®) und ist heute bei Eletriptan (Relpax®) angelangt. Es gibt mehrere Verabreichungsformen der Triptane: oral (Tablettenform), nasal (Nasenspray) oder subkutan (Spritze unter die Haut). Dies ist von Bedeutung, wenn der Patient zu Übelkeit und Erbrechen neigt, in welchem Fall die nasale oder subkutane Gabe des Triptans zu bevorzugen ist. Ein großer Vorteil der Triptane besteht darin, dass sie im Gegensatz zu den heute nur noch in Ausnahmefällen eingesetzten

Ergotaminen auch dann noch ihre Wirkung entfalten, wenn der Migräneanfall bereits voll im Gang ist. Ergotamine müssen, um eine Wirkung zu erzielen, möglichst bei den allerersten Anzeichen eines Anfalls eingenommen werden. Das führt bei manchen Patienten dazu, dass sie schon dann „scharf schießen", wenn es auch ein einfaches Analgetikum getan hätte. Ein Nachteil der Triptane ist das Auftreten von Wiederkehrkopfschmerzen, denn ihre Wirkung lässt noch während der Attacke nach. In diesem Fall kann problemlos eine weitere Dosis zugeführt werden. Außerdem sind die neuen Triptane nicht nur hinsichtlich ihrer Wirksamkeit, sondern auch ihrer Wirkdauer optimiert worden.

Gegen Übelkeit und Erbrechen kann der Arzt mit der Gabe von Medikamenten wie Metoclopramid (z. B. Paspertin®) bzw. Domperidon (Motilium®) helfen. Diese Medikamente sollten ca. 15 Minuten vor dem eigentlichen Analgetikum eingenommen werden.

Es gibt eine weitere Neuerung in den Empfehlungen zur Behandlung der Migräneattacke. Man berücksichtigt die Erfahrungen, die der („informierte") Patient mit den Medikamenten bereits gemacht hat. Er soll selber entscheiden, mit welchem Medikament (sei es ein Triptan, sei es ein Analgetikum) er eine akute Attacke behandelt (so genannte „stratifizierte Behandlung").

Eine *vorbeugende medikamentöse Behandlung („Intervallbehandlung")* der Migräne ist dringend geboten, wenn die Attacken häufiger als dreimal im Monat auftreten oder unerträglich oder lang andauernd sind oder mit schweren neurologischen Symptomen einhergehen. All diese Bedingungen begünstigen nämlich die übermäßige Schmerzmitteleinnahme und damit die Entstehung von medikamentenbedingtem Kopfschmerz. Ihre Wirksamkeit bei der Intervallbehandlung bewiesen haben die Betablocker Propranolol und Metoprolol, der Kalziumantagonist Flunarizin und Pestwurz (Petadolex®), ein naturheilkundliches Mittel.

Medikamentöse Behandlung des Kopfschmerzes vom Spannungstyp

Die Wahl geeigneter Medikamente richtet sich beim Kopfschmerz vom Spannungstyp im Wesentlichen nach der Häufigkeit der Schmerzen. *Episodischer Spannungskopfschmerz* spricht auf Acetylsalicylsäure (Aspirin®, ASS® etc.), Paracetamol (Benuron®), Ibuprofen (Aktren® etc.) und Naproxen an. Als ernst zu nehmende Alternative zur Schmerzmitteleinnahme ist das Einreiben der betroffenen Stellen mit Pfefferminzöl oder Tigerbalsam zu nennen. Von der Gabe von Schmerzmitteln ist bei *chronischen Spannungskopfschmerzen* wegen der erheblichen Gefahr eines Übergebrauchs abzuraten. Hier empfiehlt sich trotz der möglichen Nebenwirkungen eine Dauermedikation mit trizyklischen Antidepressiva, in erster Linie mit Amitriptylin oder Amitripylinoxid. Dauerkopfschmerzen vom Erscheinungsbild eines chronischen Kopfschmerzes vom Spannungstyp sind oftmals ein Symptom der Depression. In diesem Fall ist die günstige Wirkung der Antidepressiva nicht verwunderlich. Wir würden streng genommen dann aber auch nicht von chronischem Kopfschmerz vom Spannungstyp sprechen, sondern von Kopfschmerz, der auf eine Depression zurückzuführen ist. Tatsache ist, dass sich Antidepressiva in der Behandlung von „echten" chronischen Spannungskopfschmerzen (und anderen chronischen Schmerzsyndromen) auch dann bewähren, wenn der Patient nicht unter Depressionen leidet.

Nicht bewährt haben sich übrigens Medikamente, welche die Muskelaktivität dämpfen (Musaril® etc.) bzw. gezielt in der betreffenden Körperregion ausschalten (Botulinum Typ A). Dies spricht gegen eine überwiegend muskuläre Verursachung der Kopfschmerzen vom Spannungstyp. Triptane sind ebenfalls wirkungslos, es sei denn, es besteht parallel ein Migräneleiden.

Sehr kritisch ist die Gabe von Opioiden zu werten – sowohl bei der Bekämpfung von Migräne als auch von Kopfschmerz vom Spannungstyp. Leider verstehen sich manche Ärzte in ihrer neu gewonnenen Freizügigkeit bei der Verschreibung von Opioiden, die bei Tumorschmerzen durchaus zu befürworten ist, darauf, auch Kopfschmerzpatienten diese vermeintliche Wohltat „anzutun". Der Weg in die Abhängigkeit ist nach allen bisherigen Erfahrungen in diesem Fall vorgebahnt!

3.3.3 Medikamentenentzugsbehandlung

Warum nehmen so viele Patienten immer weiter Schmerzmittel ein, obwohl sie doch spüren und wissen, dass deren Wirkung nachlässt und sie sich Schaden zufügen? Es ist nicht nur die Befürchtung, im Alltag nicht mehr zu funktionieren – manche „funktionieren" ja sogar trotz (oder wegen?) Schmerzmitteleinnahme nicht mehr –, sondern oftmals auch ihre Angst, dass die Schmerzen beim Absetzen der Schmerzmittel unerträglich ansteigen könnten und ihnen dann gar kein Mittel mehr gegen die Schmerzen zu Gebote steht. In der Tat führt das Absetzen von Schmerzmitteln zu einem verschärften Schmerzproblem. Einerseits sind die Schmerzepisoden und -attacken im Zuge der übermäßigen Schmerzmitteleinnahme ja immer heftiger geworden und werden schon deshalb beim Absetzen der Schmerzmittel oft als unerträglich erlebt; andererseits können beim Absetzen zusätzliche Kopfschmerzen auftreten, die Folge des Absetzens sind also *Entzugskopfschmerzen.*

Entzugskopfschmerzen treten besonders stark beim Absetzen von Triptanen und Ergotaminen auf, klingen bei diesen Präparaten aber auch binnen weniger Tage deutlich ab. Bei einfachen Schmerzmitteln und Kombinationspräparaten werden seltener Entzugskopfschmerzen berichtet – der medikamentenbedingte Schmerz lässt beim Entzug dieser Medikamente allerdings nicht so rasch nach.

Diesen typischen Verläufen beim Absetzen entspricht das Risiko eines Rückfalls. Am geringsten ist das Rückfallrisiko nach Entzug von Triptanen und Ergotaminen, höher ist es bei Schmerzmitteln und Kombinationspräparaten. Im Durchschnitt greifen circa 30 % der Patienten wieder zum Medikament, besonders im ersten Jahr nach der Entzugsbehandlung! Wer das erste Jahr geschafft hat, wird voraussichtlich auch danach „sauber" bleiben.

Nun kann der Arzt Entzugskopfschmerzen zwar abmildern, eines steht aber fest: Durch den Entzug muss der Patient selbst hindurch! Da hilft nichts – außer der klaren Entscheidung, ihn aushalten zu wollen, weil es langfristig von Vorteil ist! Es ist besser, sich als Patient darauf einzustellen, dass die Entzugssymptome „schrecklich" werden, und dann vielleicht doch zu den – nicht wenigen – Glücklichen zu gehören, bei denen alles glimpflich verläuft.

In Anlehnung an die Empfehlungen der Deutschen Migräne- und Kopfschmerzgesellschaft geben wir für die Entzugsbehandlung folgende Ratschläge:

1. Arzt und Patient sollten beraten, ob die Behandlung besser ambulant oder stationär durchgeführt wird. Eine stationäre Entzugsbehandlung ist angezeigt, wenn der Patient Schmerzmittel mit stimmungsaufhellenden oder beruhigenden Wirkungen einnimmt oder wenn Patienten sich schwer tun, aus ihren „Verpflichtungen" zu Hause auszusteigen.

2. Schmerzmittel, Ergotamine und Triptane sollten von jetzt auf nachher abgesetzt werden. Alle Präparate, die auch eine psychotrope Komponente enthalten oder ausschließlich über die psychotrope Komponente Schmerzen dämpfen (Barbiturate, Tranquilizer, Codein und Opioide), sollten langsam ausgeschlichen werden. Außerdem muss sich der Patient umstellen: Er soll solche Medikamente nicht mehr dann einnehmen, wenn ihn die Schmerzen besonders quälen (*„bedarfskontingentes Einnahmeverhalten“)*, sondern nach einem festen Zeitplan (*„zeitkontingent“).*
3. Der Arzt kann in Grenzen schlimmsten Entzugskopfschmerzen mit Naproxen, Aspisolspritzen, geringen Dosen von Antidepressiva oder schwach wirksamen Neuroleptika entgegenwirken und heftiger Übelkeit und Erbrechen mit Medikamenten, wie sie auch in der Behandlung des Migräneanfalls (siehe dort) eingesetzt werden.
4. Bei manchen Patienten ist das Kopfschmerzproblem nach dem Entzug ganz beseitigt. Bei anderen lassen die Kopfschmerzen zwar nach, sind aber nach wie vor beeinträchtigend. Wenn weiterhin häufige und heftige Migräneattacken auftreten, sollte eine medikamentöse Prophylaxe eingeleitet und bei chronischen Spannungskopfschmerzen die Behandlung mit Antidepressiva begonnen werden.
5. Wir haben gesehen, dass übermäßige Schmerzmitteleinnahme meist auch Ursachen im Verhalten und Erleben hat, z. B. in einer geringen Selbstfürsorge des Patienten begründet ist, der also wenig auf seine Bedürfnisse und Leistungsgrenzen achtet. Vielleicht war die Entzugsbehandlung der „Warnschuss vor den Bug“, den er benötigt hat, um eine „freundlichere“ Haltung sich selbst gegenüber zu entwickeln und seinen Lebensstil zu verändern. Nach aller Erfahrung gelingt das mit Unterstützung eines Psychotherapeuten besser als allein. Eine begleitende oder nachfolgende Verhaltenstherapie ist also in jedem Fall – auch um einem Rückfall vorzubeugen – in Erwägung zu ziehen.

3.3.4 Spezifische psychotherapeutische Verfahren

Entspannung und Biofeedbacktherapie

Wir sind im Kapitel 3.2.2 über Selbstmanagement schon auf die *Progressive Muskelentspannung* (oder Muskelrelaxation) eingegangen. Auch die Schmerzpsychotherapie greift auf diese Methode der Entspannung zurück.

Sie gehört praktisch als Standard zu allen psychologischen Behandlungsverfahren. Wenn Sie als Patient dieses Verfahren schon kennen gelernt haben, wird ihr Therapeut mit Ihnen einen Plan erarbeiten, wie Sie regelmäßige Übungen in den Alltag einbauen können. Wenn Sie es nicht kennen, wird er Ihnen selber die Entspannung beibringen.

Beim *Biofeedback* werden körperliche Vorgänge, die der Patient selbst kaum oder gar nicht wahrnehmen kann, mit Hilfe von elektronischen Geräten für Auge, Ohr oder Tastsinn wahrnehmbar gemacht und dem Patienten unmittelbar zurückgemeldet (siehe Abbildung 4). Dazu wird der körperliche Prozess mit einem geeigneten Messfühler registriert und im Biofeedbackgerät in ein Rückmeldesignal übersetzt, das in seiner Ausprägung dem körperlichen Vorgang entspricht. Der Therapeut misst z. B. mit aufgeklebten Oberflächen-Messfühlern (Elektroden) die elektrische Aktivität der Nackenmuskulatur eines Patienten (das EMG = Elektromyogramm) und meldet die Muskelspannung als Kurve oder Bild auf einem Bildschirm oder als Ton zurück. Der Kurvenverlauf, die Bildgestalt bzw. die Tonhöhe bilden die Intensität der Muskelspannung genau ab.

Die Aufgabe des Probanden besteht darin, den körperlichen Prozess, durch die Rückmeldung geleitet, willkürlich zu kontrollieren. Selbst wenn man bis heute nicht genau weiß, wieso das so ist: Man findet immer wieder, dass Patienten bei einiger Übung mit Biofeedback selbst solche Körperprozesse unter Kontrolle bringen können, die mit den körpereigenen Rezeptoren („Messfühlern") überhaupt nicht wahrnehmbar sind. Wie stark ein Muskel angespannt ist, spürt man ja selbst mehr oder weniger gut. Aber das Ausmaß der Durchblutung einer Arterie an der Schläfe wahrzunehmen, ist nur mit Geräteunterstützung möglich – und es ist dann tatsächlich möglich, die Durchblutung darüber zu beeinflussen!

Biofeedbacktherapie ist eine verhaltenstherapeutische Methode, bei welcher der Patient systematisch und wiederholt Biofeedback erhält mit dem Ziel, seine körperlichen Beschwerden abzubauen. Zurückgemeldet wird dazu die Aktivität eines Körperprozesses, von der angenommen wird, dass er indirekt oder direkt zu den Beschwerden beiträgt. Das Gerät soll ihm helfen, die Kontrolle über diesen Körperprozess schließlich auch ohne Rückmeldung ausüben zu können. Bei der Behandlung von primären Kopfschmerzen hat sich Biofeedbacktherapie besonders bewährt.

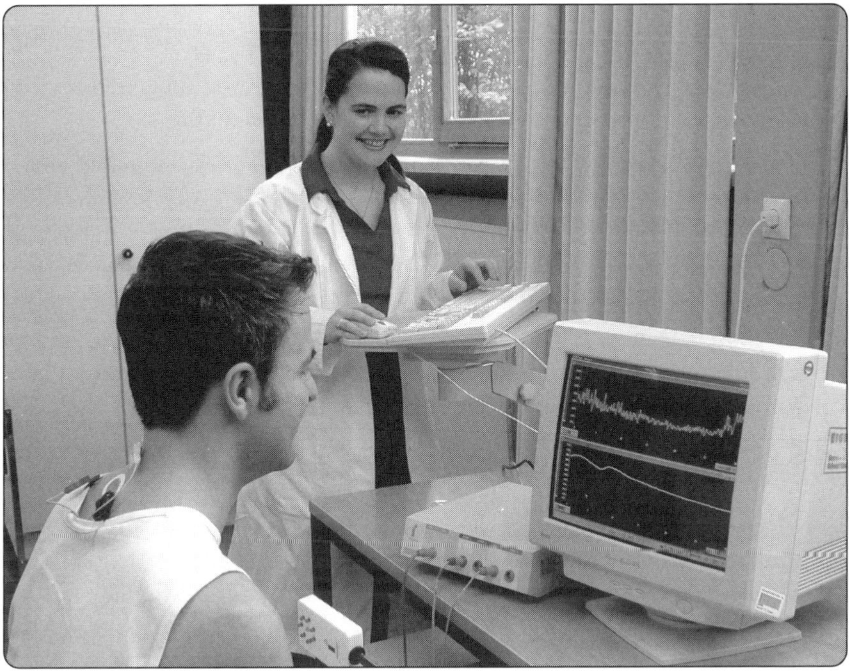

Abbildung 4: Biofeedbacktherapie bei einem Patienten mit Kopfschmerzen vom Spannungstyp. Links im Bild sind die Messfühler auf der Nackenmuskulatur zu sehen. Vor dem Patienten befindet sich ein Messgerät zu Registrierung der Atmung. Auf dem Bildschirm sieht der Patient als Kurvenverlauf seine Muskelspannung (oben) und die Atmung (unten). Beide körperlichen Vorgänge lernt der Patient unter therapeutischer Anleitung (hier von Frau Dr. Andrea Horn) unter Biofeedback zu verändern.

Mit Biofeedbacktherapie lassen sich zwei Ziele verfolgen:

1. Der Patient versucht, mit Hilfe von Biofeedback sein allgemeines körperliches und seelisches Anspannungs- bzw. Erregungsniveau zu senken und dadurch indirekt einen positiven Effekt hinsichtlich seiner Beschwerden zu erreichen. Biofeedback dient hierbei also dazu, die Entspannungsfähigkeit zu verbessern, wie das auch durch Progressive Muskelrelaxation oder durch Autogenes Training geschieht. Meist wird hierbei ein Körperprozess zurückgemeldet, der das allgemeine Anspannungsniveau gut repräsentiert, z. B. die Muskelspannung an der Stirn, am Nacken oder die Atmung. Ob ein Patient eher von einem Entspannungs-

training mit oder ohne Geräteunterstützung profitiert, ist schwer vorherzusagen und oft eine Sache der persönlichen Vorlieben. Dem einen Patienten ist es angenehm, sich von den objektiven Messungen eines Geräts leiten zu lassen, dem anderen widerstrebt genau dies.

2. Der Patient lernt mit Hilfe von Biofeedback, den körperlichen Vorgang direkt zu kontrollieren, dessen Fehlregulation für seine Beschwerden mitverantwortlich ist. Folgerichtig wird jeweils der körperliche Vorgang gemessen, in dem sich die Fehlregulation abspielt. Der Patient mit verspannungsbedingten Schmerzen im Rücken lernt, die Aktivität der Rückenmuskeln zu beeinflussen, die für den Schmerz verantwortlich zu sein scheint. Die Patientin mit Migräne lernt die Handtemperatur zu kontrollieren, die auch im schmerzfreien Intervall oft zu niedrig ist. Sie ist zu niedrig infolge von Verengung der peripheren Gefäße – einer typischen Reaktion von Migränikern auf körperliche und seelische Belastungen.

Bei *Migräne* werden entweder die Handtemperatur (Handerwärmungstraining), die Handtemperatur in Verbindung mit formelhaften Vorsatzbildungen aus dem Autogenen Training, der Gefäßdurchmesser der Schläfenarterie (Vasokonstriktionstraining) oder die Muskelspannung an der Stirn (EMG-Biofeedbacktherapie) registriert und zurückgemeldet.

Bei *Kopfschmerzen vom Spannungstyp* wählt man zur Rückmeldung für gewöhnlich entweder die Aktivität verspannter Muskelgruppen im Kopf- und Nackenbereich (siehe auch Abbildung 4) oder die Muskelaktivität auf der Stirn (EMG-Biofeedbacktherapie).

Ob eine Biofeedbacktherapie sinnvoll ist, entscheiden Therapeut und Patient auf der Grundlage des gesamten Behandlungsplans. Der Behandlungsablauf besteht üblicherweise aus 6 bis 10 Sitzungen mit jeweils mehreren Übungseinheiten. Geübt wird zunächst im Entspannungsstuhl, dann mit stufenweise gesteigerter körperlicher und psychischer Belastung bzw. Beanspruchung und schließlich immer häufiger ohne unmittelbare Rückmeldung durch das Gerät.

Kognitiv-behaviorale Therapie

In der Einleitung haben wir festgestellt, dass bei Kopfschmerzen zunächst eine medikamentöse Therapie, eine Behandlung mit Biofeedback oder mit Entspannung versucht werden sollte. Wenn diese Möglichkeiten ausgeschöpft sind, ist eine kognitiv-behaviorale Therapie die Methode der Wahl. Diese Behandlung setzt sich aus verschiedenen Behandlungselementen oder Behandlungsschritten zusammen. Diese müssen aber nicht notwendigerweise nacheinander oder nur einmal erfolgen! Für den Patienten stellt sich die Frage, mit welchen Themen er es in dieser Behandlung zu tun bekommt und was sein Beitrag dabei ist. Letztere Frage ist von besonderer Bedeutung, weil kognitiv-behaviorale Therapien eine aktive Mitarbeit des Patienten erfordern. Es kommt hierbei auf eine enge Zusammenarbeit an, denn der Therapeut therapiert die Schmerzen nicht weg, sondern der Patient selber sucht mit therapeutischer Hilfe einen Weg zur Bewältigung der Schmerzen.

Die kognitiv-behaviorale Schmerztherapie besteht aus acht Schritten:

1. Die psychosomatische Komponente des Kopfschmerzleidens erklären.
2. Die individuellen Auslöser von Kopfschmerzen herausarbeiten.
3. Muskuläre und vegetative Entspannung lernen.
4. Kognitive und emotionale Strategien im Umgang mit Stress und Schmerzen erarbeiten.
5. Aktives Verhalten der Patienten trotz vorhandener Beschwerden fördern.
6. Genuss und Lebensfreude (wieder-)finden und entwickeln.
7. Herausfinden, was Schmerzen aufrecht erhält, und die aufrecht erhaltenden Bedingungen ändern.
8. Einen adäquaten Umgang mit Medikamenten erarbeiten und einüben.

Schritt 1: Im ersten Schritt werden dem Patienten krankheitsspezifische Informationen vermittelt. Es wird ihm verdeutlicht, dass das Schmerzerleben immer auch durch seelische Vorgänge beeinflusst wird – und dass diese seelischen Vorgänge eine handfeste körperliche (physiologische) Seite in den Vorgängen des Nervensystems haben, die man heute schon sehr gut beschreiben kann. Die Rolle der aktiven Beteiligung des Patienten wird besprochen, die eine zunehmende Selbstkontrolle über Gedanken, Gefühle und Verhaltensweisen ermöglicht. Zusammen mit den behandelnden Ärzten werden Informationen zur Schmerzmedikation gegeben.

Schritt 2: Nun müssen die Auslöser von Kopfschmerzen herausgefunden werden. Dabei helfen Selbstbeobachtungen, Listen mit Stressoren und kleine „Probe-Stressoren", mit denen man in der therapeutischen Sitzung fertig werden muss. Der Patient soll beispielsweise den Stuhl, auf dem er sitzt, verteidigen oder eine kleine Rede halten. (Einzelheiten s. S. 59 und 60).

Schritt 3: Die Patienten lernen, sofern sie es nicht schon getan haben, progressive Muskelrelaxation. Ziel ist es nicht nur, eine zunehmende Entspannung zu erreichen, sondern auch sensibel zu werden für unterschiedliche Spannungszustände des Organismus, um frühzeitig einen Teufelskreis von Anspannung und Schmerz unterbrechen zu können. Auf diese Weise soll Schmerzzuständen vorgebeugt werden.

Schritt 4: Es werden den Patienten „geistige" (mentale) Schmerzbewältigungsstrategien vermittelt, damit sie Schmerzen zumindest zeitweise ausblenden können. Die Bedeutung der Aufmerksamkeit für das Schmerzerleben wird durch Übungen erfahrbar gemacht. Die Patienten setzen sich durch Selbstbeobachtung mit den Bedingungen auseinander, die ihr Schmerzerleben verstärken oder abschwächen. Hierzu greifen sie auf die Eintragungen in ihren Schmerztagebüchern zurück. Wenn die Schmerzen stärker werden, weil dem Patienten bestimmte soziale Fertigkeiten fehlen und er dadurch in seelische Anspannung gerät, erhält er Unterstützung und Anleitung, diese Fertigkeiten zu verbessern (z. B. sich selbstsicherer im zwischenmenschlichen Kontakt zu verhalten). Negative Gefühle und Gedanken hinsichtlich seiner Erkrankung lernt er nach und nach durch Gedanken und Gefühle zu ersetzen, welche die Krankheitsbewältigung fördern.

Schritt 5: Es werden Pläne für eine zunehmende körperliche und soziale Aktivierung entworfen. Die Patienten handeln entsprechend diesen Plänen und berichten in nachfolgenden Sitzungen über ihre Erfahrungen. Erwünschte Verhaltensänderungen werden positiv verstärkt. Zu den erwünschten Aktivierungen gehören Begegnungen mit anderen Personen, sportliche und soziale Aktivitäten.

Schritt 6: Die Patienten werden ermutigt und angeleitet, ihre Aufmerksamkeit von solchen Aktivitäten, die sie krankheitsbedingt nicht durchführen können, auf solche umzulenken, die sie genießen und an denen sie sich erfreuen können (Ablenkungsmethoden und Genusstraining).

Schritt 7: Letztendlich prüfen die Patienten auch, welche Funktion der Schmerz in ihrem Leben erfüllt. Sie gehen der Frage nach, ob sie durch den Schmerz Ziele erreichen, von denen sie meinen, sie auf andere Weise nicht erreichen zu können. Schmerzverhalten soll verringert und gesundes Verhalten, vor allem das Aktivitätsniveau gefördert werden. Auch kommt die eventuell übermäßige Inanspruchnahme medizinischer Leistungen auf den Prüfstand.

Schritt 8: Die Schmerzmedikation wird besprochen und anhand der Empfehlungen der Fachgesellschaften überprüft. Dem Patienten und eventuell auch seinem Partner soll erläutert werden, wie und wann Risiken des Medikamentenmissbrauchs entstehen.

Im Zentrum der kognitiv-behavioralen Therapie steht die Veränderung von Verhaltensweisen, die das Auftreten von Kopfschmerzen begünstigen oder sogar unmittelbar auslösen. Nachfolgend werden einige typische Übungsbereiche geschildert. *Positive Gefühle äußern*: Patienten mit Kopfschmerzen haben allgemein Schwierigkeiten, ihre Gefühle wahrzunehmen und sie zum Ausdruck zu bringen. Der Patient soll lernen, mit den Empfindungen von Lob und Dank ohne zu starke Erregung umzugehen. Es wird berichtet, dass Patienten mit Kopfschmerzen Schwierigkeiten mit dem Erleben von Nähe und Distanz haben. *Körperkontakt*, eigene und fremde Körpergerüche werden oftmals als befremdend erlebt und verursachen unangenehme Körperempfindungen. In der Gruppe kann der Umgang mit Körperkontakt positiv geübt werden. Dabei wird zugleich eine Atmosphäre des Vertrauens und der Nähe hergestellt. Körperkontaktübungen sind für manche Patienten sehr belastend und zeigen ihnen, wie sie auf Stress reagieren. Es kann in der Behandlung um *Forderungen stellen bzw. ablehnen* gehen: Patienten mit Kopfschmerzen stellen erfahrungsgemäß oft hohe Leistungsanforderungen an sich selbst und neigen dazu, an sie herangetragene Forderungen zu erfüllen und sich übermäßig verantwortlich zu fühlen. Sie können aus Angst vor negativen Konsequenzen nicht nein sagen. Es ist auch nicht leicht *Kritik zu äußern.* Entwicklungspsychologische Untersuchungen zeigen, dass Kinder mit Migränesymptomen große Furcht vor Misserfolg haben. Die meist äußerst sensiblen Personen unternehmen vielfach Aktivitäten, die zur Vermeidung von Misserfolgserlebnissen beitragen. Selbstbestätigung beziehen sie weitgehend aus guten Leistungen. Aus diesem Grunde neigen sie häufig zur Selbstüberforderung. Kritik wird meist als unangenehm erlebt und führt dazu, dass sich die ganze Person in Frage gestellt sieht. Das Ertragen und Formulieren von kritischen Ärger- und Unmutsäußerungen stellt somit einen wichtigen Bereich der Therapie dar.

Wichtig ist in der Therapie das Thema *Umgang mit Aggressionen*. Gerade Patienten mit Kopfschmerzen müssen häufig lernen, ihren Ärger anderen gegenüber zum Ausdruck zu bringen. Oft werden Aggressionen entweder ganz geleugnet oder sie werden indirekt und manchmal unkontrolliert geäußert. Das „befreiende“ Äußern berechtigten Ärgers bereitet häufig Angst und Mühe. Auf der anderen Seite fühlen sich die Patienten durch aggressive Äußerungen ihrer Umgebung sehr belastet, sie ziehen sich deshalb zurück oder gehen den Konflikten aus dem Wege. Ein weiteres Problemfeld ist das *Ertragen von Ambivalenzen*. Das Leben ist voller Spannungen und Konflikte, die nicht aufgelöst werden können. In jedem Menschen kommen nebeneinander sich widersprechende Gedanken, Gefühle und Wünsche vor. „Zwei Seelen wohnen, ach, in meiner Brust!“ heißt es in Goethes Faust. Man spricht in diesem Fall von *Ambivalenz*. Ambivalenz erzeugt seelische Anspannung. Ambivalenz kann auch zwischen Menschen auftreten: Der eine ist z. B. eher unordentlich und salopp bei Terminabsprachen, der andere das krasse Gegenteil. Einerseits hat man als Hausfrau vielleicht keine Lust zum Aufräumen, andererseits erwartet dies der Ehemann (oder genau umgekehrt). Um mit sich selbst bzw. miteinander auszukommen, muss man lernen, Ambivalenzspannungen auszuhalten. Der gelassene Umgang mit Ambivalenzkonflikten ist damit ein wichtiges Ziel der Schmerzpsychotherapie. Zu dieser Thematik gehört manchmal auch *Partnerschaft und Sexualität*: Patienten mit Kopfschmerzen haben allerdings keineswegs mehr Partner- und Sexualprobleme als Gesunde. Manchmal spielen solche Probleme aber als Stress eine nicht unbedeutende Rolle und sollten in der Psychotherapie angesprochen werden.

3.4 Was darf ich von der Behandlung erwarten, was kann ich selbst zu ihr beitragen?

Erlauben Sie uns ein offenes Wort: Kopfschmerzpatienten gelten bei niedergelassenen Ärzten häufig als schwierig – als misstrauisch, fordernd, immer unzufrieden mit der Behandlung. Es geht ihnen gar der Ruf voraus, deswegen immer wieder den behandelnden Arzt zu wechseln (Doctor Shopping zu betreiben) und einen tatsächlichen oder selbst ernannten Kopfschmerzexperten nach dem anderen um Rat zu fragen („Koryphäenkiller“ zu sein). Die gescheiterten Beziehungen zwischen Ärzten und Patienten münden nicht selten in Etikettierungen des Patienten als „Psycho-Fall“, was dem Patienten den psychologischen Zugang zu seinem Leiden erschwert und eine ungünstige Ausgangslage für eine Psychotherapie schafft. Wenn sich schließlich Arbeitsunfähigkeitszeiten häufen und der Rentenversicherer eine Rehabilitationsmaßnahme in einer psychosomatischen Rehabilitationsklinik veranlasst oder der Patient gar einen Antrag auf Erwerbsunfähigkeitsrente stellt, dann ist das Kind in den Brunnen gefallen.

Dabei ist das Problem zumindest teilweise durch unser Gesundheitssystem hausgemacht und auf das einseitig medikamentöse Behandlungsangebot der niedergelassenen Ärzte zurückzuführen – das allerdings nur zu gut zu den Behandlungserwartungen vieler Patienten passt. Arzt und Patient sind sich einig, dass das Symptom möglichst rasch und wirksam weg gemacht werden soll, ohne dass hinterfragt wird, welche Bedeutung es hat. (Dies würde vom Arzt erfordern, dass er sich Zeit nimmt, und vom Patienten, dass er sein Leben und Erleben „anschaut“ und darüber Auskunft gibt.) Diese eingeschränkte Definition des Behandlungsauftrages ist aber ein fruchtbarer Boden für die Chronifizierung des Leidens: Der Patient lernt von seinen Kopfschmerzen nichts über sich selbst und führt sein Leben weiter wie immer, und die fortgesetzte Medikamenteneinnahme ihrerseits kann schließlich neben den bekannten Organschädigungen seine Kopfschmerzen verschlimmern.

Man strebt heute an, chronische Kopfschmerzen stets durch ein interdisziplinäres Team von Experten (Ärzte, Psychologen, Krankengymnasten) zu untersuchen und zu behandeln – und Sie können Ihren Hausarzt durchaus bitten, Sie bei fortbestehenden Kopfschmerzen einer Einrichtung zuzuweisen, in der interdisziplinär gearbeitet wird. Das erleichtert Ihnen den Zugang zu einer ganzheitlichen Betrachtung der Kopfschmerzen, in der auch psychische Faktoren einen Platz haben. Sie werden den ganzheitlichen und interdisziplinären Zugang zum Schmerzleiden an *einem* Ort am ehesten in einer Schmerzambulanz, einer Schmerztagesklinik oder in einer psychosomatischen Rehabilitationsklinik realisiert finden. In Schmerzambulanzen wird oft eine interdisziplinäre Diagnostik durchgeführt, auf deren Basis Behandlungsempfehlungen gegeben werden.

Wenn seelische Probleme als wesentliche Kopfschmerzursache identifiziert wurden, kann eine Behandlung in Form einer ambulanten Psychotherapie sinnvoll sein. Einige Psychologische Psychotherapeuten haben sich sogar darauf spezialisiert – sie haben eine von den Fachgesellschaften (DGSS, DGPSF) anerkannte Ausbildung absolviert und führen den Titel eines „psychologischen Schmerztherapeuten". Psychologische Schmerztherapeuten, Psychotherapeuten in Schmerzambulanzen, Schmerztageskliniken und psychosomatischen Rehabilitationskliniken sind in der Lage, die evidenzbasierten psychologischen Kopfschmerztherapien – Muskelrelaxationstraining, Biofeedbacktraining, kognitiv-behaviorale Therapie/Stressbewältigungstraining – zu realisieren. Kognitiv-behaviorale Therapie wird vom niedergelassenen Verhaltenstherapeuten in der Regel in Einzelkontakten, in Schmerztageskliniken und psychosomatischen Rehabilitationskliniken darüber hinaus als Gruppentherapie angeboten.

Verhaltenstherapeuten sind keine Wunderheiler. Bei einem Wunderheiler darf ich auf das Wunder der Heilung hoffen, ohne selbst etwas dazu beitragen zu müssen. Verhaltenstherapeutische Verfahren basieren auf einem partnerschaftlichen Verständnis der Beziehung, in welcher Patient und Therapeut Störungskonzept und Therapieziele gemeinsam erarbeiten, der Patient sowohl bei der Erarbeitung des Störungskonzepts als auch bei der Verwirklichung seiner Ziele eine aktive Rolle übernimmt und der Therapeut ihm dabei mit all seinem Wissen und Können zur Seite steht und ihm Hilfe zur Selbsthilfe anbietet.

Fassen wir noch einmal zusammen

Nach all dem, was Sie bis hierher über Kopfschmerzen erfahren haben, zeichnen sich einige „Grundwahrheiten" ab, die zu übernehmen Ihnen den Einstieg in die Therapie erleichtern dürfte:

- Migräne und Kopfschmerzen vom Spannungstyp sind chronische Erkrankungen, die bei entsprechenden allgemeinen Lebensumständen – und wenn bestimmte Auslöser gegeben sind – immer wieder auftreten können.
- Der beeinflussbare Anteil am Auftreten einzelner Attacken bzw. Episoden ist relativ groß. Er hat im Wesentlichen etwas mit psychosozialen

Faktoren zu tun – mit dem Erleben und Verhalten des Patienten. Dies gilt auch bei Kopfschmerzen durch Medikamentenübergebrauch.

- Wer die Häufigkeit seiner Kopfschmerzen senken will, muss sich darauf einstellen, aktiv sein Leben umzustellen.
- Es gibt Aspekte an Kopfschmerzstörungen, die kaum zu beeinflussen sind – und man tut gut daran, so weise zu sein, zwischen Veränderbarem und solchen „Naturkonstanten" zu unterscheiden – und das Unabänderliche ertragen zu lernen[5].

An diesem Bild sollten sich die allgemeinen Merkmale der Ziele orientieren, die sich Patient und Therapeut für die Behandlung setzen:

- Restlose Heilung ist unrealistisch – und ein Therapeut, der sie verspricht, mit Skepsis zu betrachten.
- Besser ist es, bei den Zielen „kleine Brötchen zu backen" und nicht zu viel zu erwarten. Dies betrifft sowohl das Therapieergebnis (zum Beispiel: Reduktion der Schmerzhäufigkeit und -stärke; bessere Schmerzbewältigung) als auch die Zwischenziele auf dem Weg dorthin (zum Beispiel: größere Sensibilität für schmerzauslösende Bedingungen, bessere Selbstfürsorge).

Die aktive Rolle des Patienten ist für die Behandlung ganz wesentlich. Patienten sollten bereit sein, eine offene, experimentelle Haltung den Kopfschmerzen und sich selbst gegenüber einzunehmen, sich selbst mit seinen Gedanken, Gefühlen, Empfindungen in Situationen zu beobachten und bestehende Krankheitskonzepte und Behandlungserwartungen zu hinterfragen. Es ist auch nützlich, auf kurzfristig wirksame, aber langfristig problematische Verhaltensweisen (z. B. Medikamenteneinnahme; perfektionistisches Verhalten) zu *verzichten*, auch wenn dies zu einer vorübergehenden Verschlechterung der Befindlichkeit oder der Schmerzen führt. Jede Therapie verlangt, neues Verhalten auszuprobieren, auch wenn dies ungewohnt ist und zunächst schwierig erscheint.

---

5 Welcher Münchner kann dem Föhn als Migräneauslöser schon entrinnen, indem er nach Mallorca umzieht?

3.5 Fallgeschichte: Die Kopfschmerzen von Frau D.

Die Patientin – zum Zeitpunkt der Behandlung 39 Jahre alt, verheiratet, als pharmazeutisch-technische Assistentin in einem medizinischen Labor tätig – leidet seit etwa 10 Jahren an Kopfschmerzen. Nach einem Wohnortwechsel vor einem Jahr waren die Schmerzen seltener geworden, treten aber seit einigen Monaten wieder gehäuft auf. Da die Patientin im fünften Monat schwanger ist, möchte sie keine Schmerzmittel einnehmen. Sie setzt ihre Hoffnungen auf psychologische Methoden, von denen sie in der Presse gelesen hat, und spricht deshalb in einer psychotherapeutischen Praxis mit Schmerzspezialisierung vor. Die Adresse des Schmerzpsychotherapeuten hatte sie dem Verzeichnis der Deutschen Gesellschaft zum Studium des Schmerzes entnommen.

Die *Anamnese* ergibt Folgendes: Die Kopfschmerzen beginnen meist mit Verspannungsgefühlen im Nacken, steigen von dort auf und ziehen beidseitig über den Kopf. Von ihrer Qualität her sind sie drückend, ziehend und spannend. Die maximale Stärke erreichen die Kopfschmerzen zwei bis vier Stunden später. In der Regel klingen sie nach insgesamt acht bis zehn Stunden ab. Gelegentlich sind die Schmerzen extrem heftig und dauern bis zu 20 Stunden. Frau D. beschreibt diese Schmerzen mit Stärkegrad 9 auf einer 10-stufigen Intensitätsskala. Sie sei dann sehr aufgeregt und verzweifelt, weine und verschaffe sich gelegentlich auch durch lautes Klagen über die Schmerzen Luft. Die Muskeln an den Schläfen und im Nacken sind druckempfindlich. Über einen längeren Zeitraum betrachtet, treten die Kopfschmerzen an etwa acht Tagen im Monat auf, häufiger an arbeitsfreien Tagen als während der Arbeit. In Urlaubszeiten ist die Patientin jedoch beschwerdefrei.

Worunter leidet Frau D.? Die Kopfschmerzen von Frau D. sind als episodische Kopfschmerzen vom Spannungstyp mit einer Störung der Kopfmuskulatur einzuordnen: Die Schmerzen sind beidseitig, ihre Qualität ist drückend, ziehend und spannend. Ohne medikamentöse Behandlung halten sie bis zu 20 Stunden an. Begleitsymptome liegen nicht vor. Die Patientin hat die Kopfschmerzen weniger als 15 Tage im Monat. Für die Beteiligung der Muskulatur von Kopf und Nacken sprechen erhöhte Verspannungen und eine Druckempfindlichkeit.

Über bisherige *Behandlungsversuche* erfährt der Therapeut dieses: In den Jahren vor der Schwangerschaft hat Frau D. die Kopfschmerzen erfolgreich mit Paracetamol oder Novalgin bekämpft. Aspirin half jedoch nicht. Die Patientin nahm Medikamente eher in niedriger Dosierung und auch nicht bei jeder Schmerzepisode. Hinweise auf einen Missbrauch werden also nicht gefunden. Die Patientin berichtet außerdem, dass physiotherapeutische Eingriffe an der Halswirbelsäule, die dort vermutete Blockierungen lösen sollten, nur zeitweise schmerzreduzierend wirkten. Seit kurzem geht die Patientin in eine psychotherapeutische Behandlung, weil ihr familiäre Probleme über den Kopf wachsen.

Auf Fragen des Therapeuten berichtet die Patientin aus der *Vorgeschichte des Schmerzleidens:* Frau D. ist mit ihrem Bruder auf einem landwirtschaftlichen Anwesen aufgewachsen, das der Vater verwaltete. Die Jugendzeit war durch Mitverantwortung auf diesem Bauernhof geprägt. Dieses Gefühl der ständigen Mitverantwortung steht in den Kindheitserinnerungen der Patientin stark im Vordergrund. Mit 19 Jahren verließ sie das Elternhaus, um in einer Stadt der Umgebung ihre Ausbildung zu machen. Die Bindung an das Elternhaus blieb jedoch eng. Als die Patientin 34 Jahre alt war, starb die Mutter, für sie ein schlimmes Lebensereignis. Außerdem wuchs Frau D. nun die Rolle der Mutter zu, die sich um den Vater und den Bruder sorgen musste. Die Belastungen dadurch waren erheblich, da die Patientin in ihrem Beruf weiter arbeitete und sich überwiegend am Wochenende um die Angelegenheiten der Herkunftsfamilie kümmerte. In dieser Zeit kam es zu einer deutlichen Zunahme der Kopfschmerzen, aber auch zu Schlafstörungen und Verdauungsproblemen.

Die Belastungen häuften sich nach der Eheschließung, da die Patientin versuchte, auch den dort entstehenden tatsächlichen oder vermeintlichen Ansprüchen gerecht zu werden. Gelegentlich erlaubten ihr dann die Kopfschmerzen, sich von den überwältigenden dreifachen Belastungen durch Familie, Beruf und Ehe zurückzuziehen. Eine psychotherapeutische Behandlung (in der nur geredet wurde, wie die Patientin klagt) führte weder zu einer Reduktion der körperlichen Beschwerden, noch konnte die enge Bindung an Vater und Bruder und die damit verbundene Überlastung bearbeitet und aufgelöst werden. Ein notwendig gewordener Wohnortwechsel bewirkte eine deutliche Entlastung von den Verpflichtungsgefühlen, da es der Patientin auf Grund der räumlichen Distanz praktisch unmöglich war, sich am Wochenende um Vater und Bruder zu kümmern. Die Kopfschmerzen nahmen ab.

Wie kann man die Kopfschmerzen von Frau D. erklären? Es handelt sich mit großer Wahrscheinlichkeit um einen Schmerz, der in der Muskulatur durch Verspannungen entsteht. Daher stellt sich die Frage nach den Ursachen für die Verspannungen. Aus der Schilderung der Patientin kann man annehmen, dass die Verspannungen der Muskulatur stressbedingt sind. Stress entsteht durch die objektive Doppelbelastung in Familie und Beruf, darüber hinaus durch die hohen Ansprüche der Patientin an sich selbst. Sie hat aus ihrer Kindheit und Jugend strenge Vorstellungen und Gedanken über die Notwendigkeit zur Leistung ins Erwachsenenalter mitgenommen, die ihr nur wenig Möglichkeit zur Entspannung lassen. Erst wenn sie unter Kopfschmerzen leidet, kann sie kürzer treten.

Die Anamnese ergibt auch, dass die aktuelle Zunahme der Kopfschmerzen auf die Vorwegnahme weiterer Verpflichtungen durch die erwartete Mutterschaft zurückgeführt werden kann. Obwohl Frau D. sich sehr auf ihr Kind freut, verspannt sie sich beim Gedanken an die neue Aufgabe, da sie unsicher ist, ob sie dem Kind gerecht werden kann. Sie erlebt ihre Kopfschmerzen als im Wesentlichen psychisch bedingt. Im Gespräch mit dem Therapeuten und durch Tagebuchaufzeichnungen kann die Vorstellung, allem verpflichtet zu sein und alles recht machen zu wollen, als Auslöser für Verspannungen und Kopfschmerzen identifiziert werden. Zwar hat es den Anschein, dass die Patientin den Leistungsdruck mit seinen nachfolgenden körperlichen Erregungszuständen und der psychischen Gespanntheit, mit der sie auch sonst ihre Aufgaben zu erledigen pflegt, selber erzeugt, aber es ist ihr nicht bewusst, weil es sich um gelernte (konditionierte) Reaktionen handelt.

Auch in einem zweiten Bereich gibt es konditionierte Reaktionen. Die eheliche Situation ist durch ein großes Harmoniebedürfnis der Patientin geprägt. Da ihr Mann beruflich sehr eingespannt ist, fühlt sie sich verpflichtet, in diesem Sinne die Ehe und zukünftig auch das Familienleben zu gestalten. Um diese Harmonie nicht zu stören, unterdrückt Frau D. nicht selten ihre Gefühle von Ärger, zeigt starke emotionale Selbstkontrolle, und mit dieser Gefühlsunterdrückung vermeidet sie Unstimmigkeiten. Die Hemmung der Gefühle geht mit Muskelanspannung einher, die auf diese Weise gelernt worden sein kann.

Schließlich sind Konditionierungsprozesse auch auf das Schmerzverhalten selbst bezogen wahrscheinlich. Schmerzerleben kann durch Lernen verstärkt worden sein, denn nur bei Kopfschmerzen erlaubt sich Frau D. gelegentlich einen Rückzug aus Belastungen durch Familie, Beruf und Ehe.

Welche Therapie hat Frau D. geholfen? Es wurde eine Schmerzpsychotherapie mit folgenden Zielen durchgeführt: Sensibilisierung für die psychobiologischen Wechselwirkungen zwischen den Schmerzauslösern (tatsächlichen Belastungen, zeitlicher Hektik und stresserzeugenden Kognitionen) und der muskulären Anspannung; Entspannung der Muskulatur; Reduktion des Aktivierungsniveaus des sympathischen Nervensystems; kognitive Umstrukturierung von Verpflichtungsvorstellungen durch das Einüben einer realistischen Einschätzung der eigenen Leistungsfähigkeit und Entpflichtung von der Alleinverantwortung für die emotionale Qualität des Familienlebens.

In einem ersten Therapieschritt wurde Frau D. angeleitet, Schmerzprotokolle zu führen, in die sie auch die Auslösesituationen und die Folgen von Schmerzen eintrug. Parallel dazu unterwies sie der Therapeut in muskulärer Entspannung und Atemtherapie zur Selbstkontrolle von Muskelspannung und körperlicher Erregung. In Sitzungen mit EMG-Biofeedback an der Schläfen- und Nackenmuskulatur wurden der Patientin ihre körperlichen Reaktionen auf Gedanken und Erwartungshaltungen erfahrbar gemacht. Die Patientin konnte dann unmittelbar die gelernten Fähigkeiten zur Kontrolle der Körpervorgänge erproben und in den Belastungssituationen einsetzen, die sie auf Grund der Protokolleintragungen identifiziert hatte. Sie lernte auf diese Weise, Muskelverspannungen und körperliche Erregung insgesamt und in kritischen Auslösesituationen zu reduzieren.

Im zweiten Therapieschritt wurden die jetzt noch aktiven Vorstellungen von Verpflichtung mit der Biografie der Patientin in Beziehung gesetzt. Die Patientin konnte feststellen, dass diese Gedanken und Vorstellungen im aktuellen Leben nicht mehr adäquat sind. Gemeinsam mit dem Therapeuten erarbeitete sie realitätsgerechte Vorstellungen und Gedanken, die sie durch ständiges Wiederholen in früheren Auslösesituationen festigte. Besondere Aufmerksamkeit wurde den Vorstellungen der Patientin über mögliches Versagen im Umgang mit dem erwarteten Kind gewidmet. Dabei gelang es der Patientin, auch über Ängste wegen ihres Alters und der damit einhergehenden Schwangerschaftsrisiken offen zu sprechen. Hier konnten die

Befürchtungen durch Beschäftigung mit tatsächlichen Risiken deutlich reduziert werden.

Die Kopfschmerzsymptomatik ging im Verlauf der Therapie fast vollständig zurück. In einem Therapiegespräch 6 Monate nach der Geburt des Sohnes zeigte sich, dass der therapeutische Erfolg stabil geblieben war.

Anhang

Literaturempfehlungen

Bischoff, C. & Traue, H. C. (2004). *Kopfschmerzen.* Fortschritte der Psychotherapie, Band 22. Göttingen: Hogrefe.

Elsesser, K. & Sartory, G. (2005). *Ratgeber Medikamentenabhängigkeit.* Göttingen: Hogrefe.

Gerber, W.-D., Gerber-von Müller, G. (2003). *Kopf- und Bauchweh bei Kindern.* Stuttgart: Trias.

Göbel, H. (2004). Erfolgreich gegen Kopfschmerzen und Migräne. Berlin: Springer.

Grose, S. & Brandt, H. (2003). *Weniger Stress durch Progressive Muskelentspannung. Audio-CD* (Eine leicht zu erlernende Entspannungstechnik mit Entspannungsmusik zur Stressbewältigung).

Hofmann, E. (2005). *Progressive Muskelentspannung (Doppel-CD).* Göttingen: Hogrefe.

Kröner-Herwig, B. (2004). *Ratgeber Rückenschmerz.* Göttingen: Hogrefe.

Seemann, H. (1998). *Freundschaft mit dem eigenen Körper schließen. Über den Umgang mit psychosomatischen Schmerzen.* München: Pfeiffer Verlag.

Wichtige Adressen

Per Post kann man sich an die nachfolgenden Einrichtungen wenden:

Deutsche Migräne- und
Kopfschmerzgesellschaft
Dr. Arne May
Neurologische Klinik
Universität Regensburg
Universitätsstr. 84
93053 Regensburg

Deutsche Gesellschaft
für Psychologische Schmerz-
therapie und -forschung
(DGPSF)
Prof. Dr. Harald C. Traue
Sektion Gesundheitspsychologie
Universitätsklinik für
Psychosomatische Medizin
und Psychotherapie
Am Hochsträß 8
89081 Ulm

Deutsche Gesellschaft zum
Studium des Schmerzes (DGSS)
Geschäftsstelle: Klinik für
Anästhesiologie der
Universität Köln
Joseph-Stelzmann-Str. 9
50924 Köln

Deutsche Interdisziplinäre
Vereinigung für Schmerztherapie
(DIVS)
Geschäftsführung:
Prof. Dr. R. Baron
Klinik für Neurologie
Christian-Albrechts-Universität
Kiel
Niemannsweg 147
24105 Kiel

Schmerztherapeutisches
Kolloquium (STK)
Adenauerallee 18
61440 Oberursel

Deutsche Schmerzliga e. V.
(DSL)
Adenauerallee 18
61440 Oberursel

Web-Adressen zum Thema Kopfschmerz

Für Fachleute und Patienten gleichermaßen bietet das Internet eine Informationsflut zum Thema Kopfschmerzen. Die Bezeichnung „Flut" kennzeichnet dabei die schiere Menge des verfügbaren Wissens, die Gefahr des Unübersichtlichen und rasche Änderungen bei den Links. Das Angebot reicht von den Behandlungsempfehlungen der Fachgesellschaften, an denen sich Therapeuten und Laien orientieren können (und auch sollten), und den vielerlei Informationen aus Selbsthilfegruppen, pharmazeutischen Firmen, privaten Praxen auf Websites, deren Qualität von niemandem überprüft wird. Als Patienten sind Sie gut beraten, die im Internet gefundenen Informationen mit Ihrem Therapeuten zu besprechen.

Wegen der Solidität der Informationen sollen hier die Fachgesellschaften an erster Stelle genannt werden: Deutsche Gesellschaft zum Studium des Schmerzes (http://www.medizin.uni-koeln.de/projekte/dgss/), Deutsche Gesellschaft für psychologische Schmerztherapie und Forschung, DGPSF (http://www.med.uni-marburg.de/medpsych/dgpsf/), Schmerztherapeutisches Kolloquium (http://www.stk-ev.de) und die Deutsche Migräne- und Kopfschmerzgesellschaft (http://www.dmkg.org/). Diese Fachgesellschaften informieren im Großen und Ganzen ohne finanzielle Eigeninteressen.

Wegen der besonderen Bedeutung für den Bereich der Kopfschmerzen soll die Deutsche Migräne- und Kopfschmerzgesellschaft herausgehoben werden. Man findet dort Informationen über therapeutische Möglichkeiten für Patienten mit akuten und chronischen Kopfschmerzen. Die DMKG informiert die Öffentlichkeit über aktuelle Forschungsergebnisse und Therapiemöglichkeiten. Es steht ein postalisches Verzeichnis der Mitglieder zur Verfügung, mit dessen Hilfe Kopfschmerzkranke leichter einen kompetenten ärztlichen Ansprechpartner finden können (z. B. über die Postleitzahl). Man kann unter der Website der DMKG auch das Formular eines Kopfschmerztagebuchs abrufen (http://www.dmkg.de/patient/ks_kal.pdf).

Sehr ausführliche Informationen über Formen des Kopfschmerzes, neue Behandlungsmethoden, Therapieempfehlungen, Hinweise auf Fachgesellschaften und Presseartikel findet man bei www. Stiftung-Kopfschmerz.de. Dort gibt es auch eine umfassende Linksammlung zu Kopfschmerzen, die manche jedoch in den Dschungel des Internet entführt, in dem man sich leicht verirren kann. Die Stiftung Kopfschmerz versteht sich als Verbrauchervertretung (*Betroffenenvertretung*) und will therapeutische Verfahren auf ihre langfristige Tauglichkeit hin überprüfen. In ähnlicher Weise arbeitet die Migräneliga (http://www.migraeneliga-deutschland.de). Hier wären auch die SchmerzSelbstHilfe der Deutschen Schmerzhilfe e. V. (http://www.schmerzselbsthilfe.de) und die Deutsche Schmerzliga e. V. (http://www.schmerzliga.de) zu nennen. Auf deren Websites findet der Leser Übersichten zur Selbsthilfe, Definitionen chronischer Schmerzen, psychotherapeutische Behandlungsmöglichkeiten, eine Auseinandersetzung mit Fragen der Ernährung usw. Besondere Informationseinheiten stellen ausführlich dar, wie progressive Muskelentspannung und Meditation bei chronischen Schmerzen wirksam werden.

Auch das Kopfschmerzforum (http://www.kopfschmerzforum.de/) wendet sich hauptsächlich an Kopfschmerz- und Migränekranke. Aber auch Interessierte, die nicht selber von diesem Leiden betroffen sind, jedoch mehr über diese Erkrankungen wissen möchten, um Familienangehörige, Freunde oder Arbeitskollegen besser zu verstehen, sind hier richtig. Die verschiedenen Kopfschmerzerkrankungen und ihre Unterschiede werden beschrieben und mit den vielfältigen Behandlungsformen in einen Zusammenhang gestellt. Das Ziel des Kopfschmerzforums ist es, den Kopfschmerzkranken ein Grundwissen über ihre Erkrankung, die richtige Therapie und die Möglichkeiten zur Selbsthilfe und Vorbeugung zu vermitteln. Auch der Austausch zwischen den Besuchern des Kopfschmerzforums kann dort erfolgen.

Viele klinische Einrichtungen informieren über das Internet zu Kopfschmerzen. Hier eine kleine Auswahl aus Websites verschiedener Kliniken, Praxen und Universitäten. Dort findet man Definitionen, Therapiemöglichkeiten und Ansprechpartner:

- http://www.medizin.uni-koeln.de/stan/Schmerzmanual/KS/
- http://medweb.unibe.ch/kopfschmerz/
- http://www.uni-ulm.de/klinik/neurologie/migraene.html
- http://www.diakonissen-speyer.de (Krankenhaus – Anästhesie – Schmerztagesklinik)
- http://www.ahg.de/duerkheim (Wie behandeln wir? – Spezifische Krankheitsbilder – Chronische Schmerzen)

Alternative Behandlungsmethoden, die meistens nicht von den Kassen übernommen werden, für die sich aber viele Patienten interessieren, umfassen ein großes Spektrum von Akupunktur, über Heilnahrung bis zu Qi Gong. Wer wissen will, um was es sich dabei handelt oder wo er solche Behandlungen bekommen kann, wird natürlich auch im Internet fündig. Manche Verfahren sind dabei umstritten, kommen aus einem anderen Kulturkreis oder werden in unserem Medizinsystem zu Recht kritisch gesehen, wie die Chiropraktik. Beispielsweise bieten die folgenden Websites dazu Informationen:

- http://www.deam.de
- http://www.akupunktur-aktuell.de/fb_migraene.htm
- http://www.good-qi.de/start2.html
- http://www.chiropraktik.ch/Deutsch/Chiroaktuell/News_Migraene.html

Wem der deutsche Informationsbereich nicht ausreicht oder wer nicht gut deutsch spricht, kann sich auch bei internationalen Fachgesellschaften über Kopfschmerzen schlau machen:

- American Pain Society (http://www.pain.com/resources/default.cfm)
- American Council for Headache Education (http://www.achenet.org)
- National Headache Foundation (http://www.headaches.org)
- und die World Headache Alliance (http://www.w-h-a.org).

Arbeitsblätter

Arbeitsblatt: Schmerztagebuch 1

Tragen Sie hier bitte ein, wo die Kopfschmerzen aufgetreten sind.

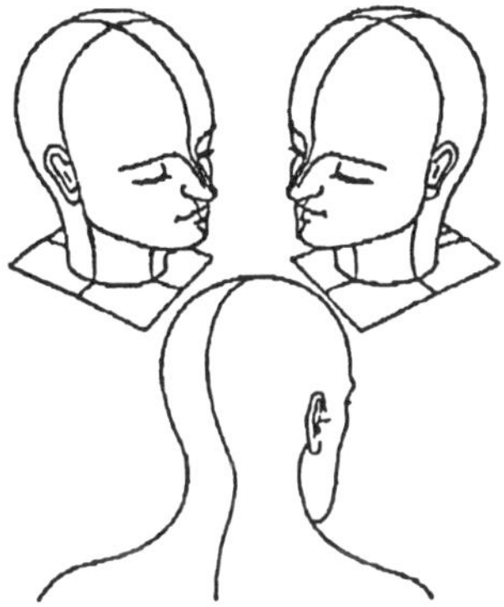

Kreuzen Sie hier bitte an, welche Symptome aufgetreten sind.

	vor	während	ohne KS
Druckgefühl	☐	☐	☐
Übelkeit	☐	☐	☐
Erbrechen	☐	☐	☐
Sehstörungen	☐	☐	☐
Lichtempfind-lichkeit	☐	☐	☐

Wie sind die Schmerzen aufgetreten?

plötzlich ☐ allmählich ☐

Uhrzeit	Schmerzstärke						Schmerzmittel	Dosierung
	0	1	2	3	4	5		
Vorabend 20–24 Uhr								
00–06 Uhr								
06–08 Uhr								
08–10 Uhr								
10–12 Uhr								
12–14 Uhr								
14–16 Uhr								
16–18 Uhr								
18–20 Uhr								

(0 = keine Schmerzen, 5 = unerträgliche Schmerzen)

Andere Medikamente: ______________________________

Arbeitsblatt: Auslösertagebuch 2

Auslöser		löste heute Anspannung aus	löste heute Kopfschmerz aus
Alltags-rhythmus	zu kurzer Schlaf	□	□
	zu langer Schlaf	□	□
	Feierabend	□	□
	Wochenende	□	□
	freier Tag	□	□
Alltags-stress und Gefühle	Körperliche Anstrengung	□	□
	Zukunftssorgen	□	□
	Entspannung oder Nachlassen von Stress	□	□
	Ärger in Beruf oder Familie	□	□
	Schamgefühle	□	□
	Verächtlich gemacht werden	□	□
	Hektik	□	□
	Depressive oder traurige Gefühle	□	□
	Angstgefühle	□	□
	Gefühle unterdrückt oder nicht gezeigt	□	□
	Lärm	□	□
	Schuldgefühle	□	□
	intensive Gerüche	□	□
	Wetterwechsel	□	□

Arbeitsblatt: Auslösertagebuch (Fortsetzung) 2

Auslöser		löste heute Anspannung aus	löste heute Kopfschmerz aus
Einschneidende Änderungen	Urlaubsbeginn	☐	☐
	Beginn einer Diät	☐	☐
	Große Festlichkeit	☐	☐
	schwerwiegendes Ereignis wie: Kündigung, Krankheit, Trennung, Strafe etc.	☐	☐
Essen und Trinken	Molkereiprodukte	☐	☐
	Rotwein	☐	☐
	Schokolade	☐	☐
	Zitrusfrüchte	☐	☐
	Koffein (Kaffee, Tee)	☐	☐
	Hunger oder Durst	☐	☐
Frauenspezifisch	Menstruation	☐	☐
	Unterbrechung der Pilleneinnahme	☐	☐

Arbeitsblatt: Anleitung zur Entspannung durch verlängerte Ausatmung

3

Setzen Sie sich bequem hin und schließen Sie die Augen (ca. 15 Sekunden Pause). Entspannen Sie sich, lassen Sie das Gefühl der Entspannung sich in Ihrem Körper immer weiter ausbreiten (ca. 15 Sekunden Pause). Achten Sie auf das Gefühl der Entspannung im Gesicht (ca. 5 Sekunden Pause), im Nacken und in den Schultern (5), in den Armen und Händen (5), in Bauch und Rücken (5), in Becken und Beinen (5). Denken Sie an nichts anderes als nur an das angenehme Gefühl der Entspannung (10). Achten Sie nun auf das Ein- und Ausströmen Ihres Atems (5). Versuchen Sie, die Atmung nicht zu beeinflussen (5) und jeden Atemzug innerlich mitzudenken und mitzusprechen, wie Sie ein- und ausatmen (15): ein – aus – ein – aus ... Lassen Sie die Atmung einfach geschehen (10). Spüren Sie, wie die Entspannung mit dem Ausatmen wächst (15). Jedes Mal, wenn Sie ausatmen, entspannen Sie ein bisschen mehr (30). Holen Sie jetzt tief Luft, füllen Sie die Lungen, halten Sie kurz die Luft an und spüren Sie die Spannung im Brustkorb (3) – und dann lassen Sie die Luft ausströmen wie von selbst und atmen ruhig und frei weiter (30). Ohne etwas erzwingen zu wollen: Machen Sie nun nach jedem Ausatmen eine kleine Pause, in der Sie nicht atmen und sich noch mehr entspannen, ehe Sie wieder ruhig und gelassen einatmen (30). Nach jedem Ausatmen ein kleine Pause, in der Sie nicht atmen und sich weiter entspannen, ehe Sie wieder wie von selbst einatmen (30). Sie können die Pause nach dem Ausatmen auch ein wenig ausdehnen, ganz wie es Ihnen angenehm ist (30). Genießen Sie, wie die Entspannung immer größer wird (30). Und jetzt atmen Sie tief ein, recken und strecken sich – und öffnen die Augen ...